守护你的心

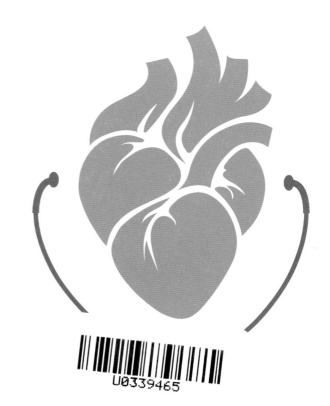

U0339465

专家解析心脏康复

名誉主编　郭志刚

主　　编　马　梅　李曦铭

天津出版传媒集团

天津科技翻译出版有限公司

图书在版编目（CIP）数据

守护你的心：专家解析心脏康复 / 马梅, 李曦铭主编. — 天津：天津科技翻译出版有限公司, 2024.4
ISBN 978-7-5433-4429-7

Ⅰ.①守… Ⅱ.①马… ②李… Ⅲ.①心脏病—康复医学 Ⅳ.①R541.09

中国国家版本馆 CIP 数据核字(2024)第 021253 号

守护你的心：专家解析心脏康复

SHOUHU NI DE XIN : ZHUANJIA JIEXI XINZANG KANGFU

出　　　版	天津科技翻译出版有限公司
出　版　人	刘子媛
地　　　址	天津市南开区白堤路 244 号
邮政编码	300192
电　　　话	022-87894896
传　　　真	022-87893237
网　　　址	www.tsttpc.com
印　　　刷	天津新华印务有限公司
发　　　行	全国新华书店

版本记录：710mm×1000mm　16 开本　9.5 印张　140 千字
　　　　　2024 年 4 月第 1 版　2024 年 4 月第 1 次印刷
　　　　　定价：49.80 元

（如发现印装问题，可与出版社调换）

编者名单

名誉主编　郭志刚

主　　编　马　梅　李曦铭

副 主 编　刘广欣

编　　者　（按姓氏汉语拼音排序）

　　　　　　崔博玮　李曦铭　刘广欣　刘昕萌　马　梅

　　　　　　普朝栋　秦德钰　王虹凯　翟宝林　张　谦

　　　　　　张　颖　赵靓祥

序　言

随着现代生活节奏的加快和生活方式的改变,心血管疾病已逐渐成为威胁人类健康的严重隐患。面对这一挑战,尽管治疗方法日新月异,但预防和康复的重要性依然不容忽视。医者仁心,德者善行,通过精心制定的心脏康复计划及其他综合手段,为心脏病患者提供全面细致的康复方案,助力他们重获健康与希望,这是医者的神圣使命和崇高责任。

心脏康复是一种综合性的康复计划,它旨在通过医疗干预、生活方式的调整、心理社会支持等多种手段,帮助心血管疾病患者改善心功能,提高生活质量,降低疾病复发的风险。这种康复计划不仅仅是一种治疗手段,更是一种积极的生活态度的体现。

对于心肺疾病患者来说,药物治疗、运动康复、饮食调整、心理支持、健康教育等方面都需要综合考虑。本书编写的初衷是为心血管疾病患者及其家属提供一本实用的心脏康复指南,帮助他们更好地理解和应对心脏疾病,促进康复和恢复健康。

本书详细介绍了心脏康复的各个方面,包括心脏康复的基础理论、康复训练的具体方法、饮食与营养的调整建议、心理健康的维护技巧,以及如何在日常生活中实施心脏康复计划。本书的作者都是心脏病学和康复领域的专家和医生,他们确保了内容的科学性和权威性。

心脏康复漫长而又充满挑战,需要患者、家庭及医疗团队的共同努力。我们深切期盼,本书的内容能够触动每位心脏病患者,唤醒他们内在的力量与勇气,让他们在康复的道路上坚定不移。同时,我们也希望本书的出版能增进公众对心脏健康重要性的认识,共同推动社会形成积极健康的生活氛围,为构建一个更加健康和谐的社会贡献力量。

让我们一起携手，用知识和行动守护心脏的健康，创造一个充满希望和活力的未来。愿每一位读者都能从本书中获得宝贵的知识和建议，愿每一个心脏都能在我们的关怀和努力中跳动得更加健康、有力。

衷心感谢您的阅读与支持，祝您和您的家人健康、幸福。

天津市心血管病学研究所所长

前　言

大量循证医学证据已经表明,系统的心脏康复能降低心血管疾病患者的死亡率和再住院率,提高生活质量,并使其尽早回归社会。心脏康复目前已成为心血管疾病治疗体系的重要组成部分,但因缺乏对心脏康复的重视,且心脏康复专业性强,流程相对复杂,我国心脏康复的发展仍明显滞后于肢体康复,大多数医院尚未开展心脏康复。

天津市胸科医院马梅心脏康复团队在较短时间内发展成为国内较大规模和具有较高技术水平的心脏康复团队之一,致力于与心胸疾病患者携手,带入国际前沿技术,将个体化量身定制运动训练与中国本土最佳循证临床实践结合,关注患者对疾病本身的了解,积极控制危险因素,采用多学科治疗方法,使患者从心肺康复的优化治疗中获益最大,受到患者及其家属的一致好评。

为了使更多的人了解心脏康复的临床获益、临床评估和全流程康复过程,也为了让患者能通过简单易懂的形式了解怎样进行自我管理,我们康复团队潜心编写了《守护你的心:专家解析心脏康复》一书。本书既有对心脏结构及心脏疾病的概括和介绍,又有对心脏康复系统而全面的阐述,将心脏康复分为运动、饮食、心理等几个部分,内容简明扼要、重点突出,同时对特定患者的心脏康复进行分类阐述。本书图文并茂,特别适合心血管疾病患者及其家属参考使用。

我们希望用尽可能通俗易懂的语言把心脏康复的知识传播出去,唤起心脏疾病患者及其家属进行心脏康复的积极性,我们期待每一位读者都能从中受益!

马　梅　李曦铭

扫码查收

心脏健康密码
HEART HEALTH

识别『心』信号
健康贴士
危险症状提前预警

增加『心』知识
推荐图书
助你更加了解心脏

结识『心』朋友
读者社群
加入心脏守护小队

守护一颗心
视频讲解
学习心脏保养知识

目 录

第四章　心脏康复之运动指南

第五章　心脏康复之饮食指南

第一章
心脏结构与心脏病

心脏位于胸腔的纵隔内,膈肌中心腱的上方,夹在两侧胸膜囊之间。心脏略呈倒置的圆锥形,大小相当于自己攥紧的拳头。心尖朝向左前下方,心底朝向右后上方。

◉ **位置**

心脏位于胸腔的纵隔内，膈肌中心腱的上方，夹在两侧胸膜囊之间。其位置相当于第2~6肋软骨或第5~8胸椎之间。整个心脏2/3偏在身体正中线的左侧。

◉ **外形结构**

心脏略呈倒置的圆锥形，大小相当于自己攥紧的拳头。心尖朝向左前下方，心底朝向右后上方。心底部自右向左有上腔静脉、肺动脉和主动脉与心脏相连。心脏表面有3个浅沟，可作为心脏分界的表面标志：在心底附近有环形的冠状沟，分隔上方的心房和下方的心室；心室的前、后面各有一条纵沟，分别叫作前室间沟和后室间沟，是左、右心室表面分界的标志。冠状动脉起始于主动脉根部，分为左冠状动脉和右冠状动脉两支。左冠状动脉又分为前降支和回旋支。这3根主要的冠状动脉又分为更细的分支血管，形成血管网，覆盖在心脏表面。

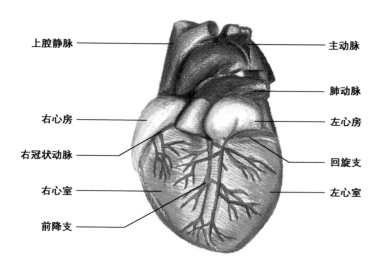

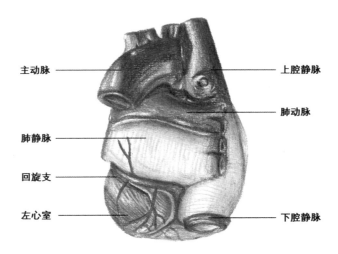

主动脉　　　　　　　　　　　　　上腔静脉

　　　　　　　　　　　　　　　　肺动脉

肺静脉

回旋支

左心室　　　　　　　　　　　　　下腔静脉

◉ 心脏内部

心脏内部由4个空腔(左心房、左心室、右心房、右心室)组成,各空腔的出入口分别有瓣膜(二尖瓣、三尖瓣、主动脉瓣、肺动脉瓣),可防止血液反流。

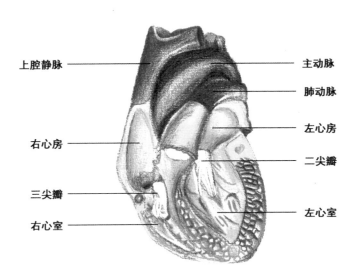

上腔静脉　　　　　　　　　　　　主动脉

　　　　　　　　　　　　　　　　肺动脉

　　　　　　　　　　　　　　　　左心房

右心房

　　　　　　　　　　　　　　　　二尖瓣

三尖瓣

右心室　　　　　　　　　　　　　左心室

◉ 心脏的功能

心脏由心肌组成，舒张的时候内部聚集血液，收缩的时候将血液输送到全身，就像一台"泵"在工作，按照人体血液循环途径的不同，血液循环可分为肺循环（小循环）和体循环（大循环）。

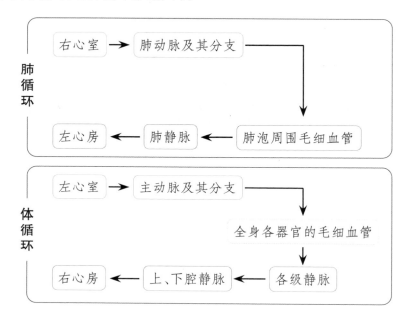

心脏瓣膜是保证心腔血液定向流动的装置。冠状动脉要将足够的富含氧气和营养的动脉血输送到心脏，确保心脏不停地正常运转。右冠状动脉主要向右心房、右心室、左心室下壁供血。左冠状动脉的前降支主要负责向左心室前壁和室间隔供血，回旋支主要负责向左心室侧壁和后壁供血。

◉ 心脏传导系统

窦房结、房室结、房室束（希氏束）、左右束支、浦肯野纤维、结间束、房间束等一类特殊的心肌细胞集合成相连的结和束称为心脏传导系统，其主要功能为形成及传导冲动。窦房结发出的冲动就是通过传导系统引起心脏的机械性收缩而形成心脏跳动，通常称为窦性心律。

第二章
心脏康复简介

心脏康复是指通过医学的评估、开具运动处方、控制冠状动脉危险因素、开展健康宣教等方法，进行长期的系统化治疗。这个治疗方案根据每位患者心脏疾病的具体情况，尽量减轻对他们身体和精神的影响，以降低猝死和再次心肌梗死的发生率，缓解症状，抑制或者逆转动脉硬化的进程，改善社会心理及职业状态。

● 心脏康复的基本概念

研究发现,冠状动脉粥样硬化性心脏病(简称"冠心病")是多重危险因素综合作用的结果,既包括不可改变的因素(如年龄和性别),又包括可以改变的因素(如血脂异常、高血压、糖尿病和吸烟)。冠心病造成的损害不仅局限于心脏部位,还包括肺功能下降、全身骨骼肌功能损害、活动能力下降、心理精神障碍等。

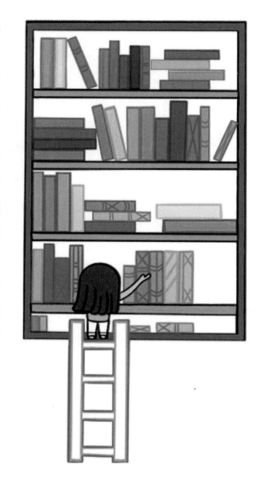

心脏康复是指通过医学的评估、开具运动处方、控制冠状动脉危险因素、开展健康宣教等方法,进行长期的系统化治疗。这个治疗方案根据每位心脏病患者的具体情况,尽量减轻对他们的身体和精神的影响,以降低猝死和再次心肌梗死的发生率,缓解症状,抑制或者逆转动脉硬化的进程,改善社会心理及职业状态。

综合的心脏康复治疗可减轻心血管疾病患者的症状,提高其参与体力活动和社会活动的能力,令其在生理、心理、社会等方面都能达到最佳的功能状态,从而重新回归正常的生活和工作,提高他们的生存质量,减少再住院率和死亡率。

◉ **心脏康复的目的**

◇ 帮助患者了解相关疾病知识,正确认识心血管疾病。

◇ 帮助患者了解心脏康复的基本流程、内容和实施方法。

◇ 帮助患者了解心脏康复给其带来的益处。

◇ 改善患者的营养及心理状况。

◇ 鼓励患者进行适当的体能运动。

◇ 改善患者的生活质量。

◇ 帮助患者养成健康的行为模式。

◇ 提升患者应对心血管急性事件和慢性稳定期的能力。

◇ 缩短住院时间,降低再住院率,减少不必要的再次手术,降低医疗费用。

◉ **心脏康复给患者带来的益处**

◇ 提升患者日常生活的自我管理能力。

◇ 提高患者有关心血管系统疾病、危险因素、症状识别和自我管理的知识水平和能力。

◇ 有助于患者了解运动的作用和有关适合的运动方式。

◇ 帮助患者正确合理使用心血管常用药物。

◇ 提升患者控制情绪和管理睡眠的技巧。

◇ 提升患者合理膳食的能力。

◉ **心脏康复的构成要素**

药物处方

药物处方是心脏康复的基石。大多数心血管疾病患者需要长期、规范地进行药物治疗,患者一定要在医生的指导下服药,注重用药规范性。冠心病二级预防提倡"双有效",即有效药物和有效剂量,要坚持长期服用,患者出院后药物治疗需要根据病情调整剂量及药物种类。

心理处方

心血管疾病的发生、发展与心理因素相互影响，故心理处方在心脏康复中扮演着重要角色。"双心医学"（又称"心理心脏病学"）强调，治疗躯体疾病的同时应关注精神心理问题，更好地遵循社会-心理-生物医学模式。心理干预可降低患者的应激程度，改善心理障碍，增强信心，提高康复效果。

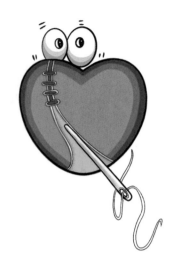

在心脏康复中常使用自评量表 PHQ-9、GAD-7 等，对于评估结果为轻度焦虑、抑郁的患者（PHQ-9 或 GAD-7 评分为 5~9 分，或 PHQ-9 或 GAD-7 评分为 10~15 分），尤其是伴有躯体化症状的患者，心脏康复专业人员可先给予对症治疗，包括正确的疾病认知教育、运动治疗和抗抑郁药物对症治疗，推荐首选选择性 5-羟色胺再摄取抑制药、氟哌噻吨美利曲辛片和苯二氮䓬类药物。有明显焦虑、抑郁症状的心血管疾病患者，反过来也会加速疾病的进展。治病的同时应加强心理疏导，以同理心与患者沟通，帮助患者打消顾虑。对于评估结果提示为重度焦虑、抑郁（PHQ-9 或 GAD-7 评分≥15 分）的患者，需要精神专科会诊或转诊精神专科治疗。

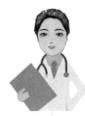

小 贴 士

疾病不仅会使患者的身体遭受摧残，也会对其心理造成不可忽视的伤害，无论是患者家属还是医护人员，要多站在患者的角度给予理解与宽慰，多与其交流、沟通，提高患者战胜疾病的信心。同时，家属还应客观、冷静地看待医生的治疗，并进行积极配合。

营养处方

心血管疾病患者宜低脂低盐饮食,要控制饱和脂肪酸和胆固醇的摄入,少食荤油、奶油、肥肉、动物内脏等;要控制反式脂肪酸的摄入,少食高温油炸食品;要控制钠的摄入,每日食盐摄入量不超6g,少食榨菜、腐乳等钠含量较高的食物。控制过量胆固醇的摄入尤为重要。

此外,要保证摄入充足的不饱和脂肪酸,尽量用橄榄油、茶籽油、亚麻籽油烹调;要保证摄入充足的维生素、微量元素,多食用新鲜的蔬菜和水果,尤其是绿叶菜与深色蔬菜和水果;要保证摄入充足的优质蛋白,每日食用适量的新鲜鱼类、瘦肉等;要保证食物的多样性,多吃谷类,粗细搭配,可在早餐时进食适量的营养麦片。

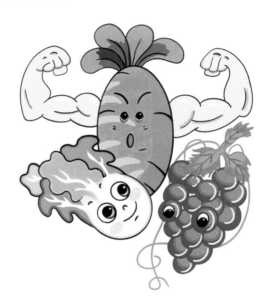

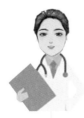

小 贴 士

饱和脂肪酸是指不含不饱和双键的脂肪酸,常见食物有牛油、奶油、猪油、核桃、花生、瓜子等。

不饱和脂肪酸是指除饱和脂肪酸以外的脂肪酸,常见食物有各种蔬菜、水果、酸奶、鱼类等。

生活方式管理（戒烟处方）

吸烟使肾上腺素和去甲肾上腺素的分泌增加，可导致心跳加快、血压升高；同时，其有害成分会损伤血管内皮，引起心脑血管硬化，损伤脑细胞、影响记忆力，严重者还可引发心室颤动，甚至有猝死的风险。

戒烟是挽救生命最经济有效的干预手段，戒烟的获益或许可等同于长期服用药物。

戒烟处方主要包括心理干预、药物辅助、复吸处理等，要在医生的指导下进行。医生应根据患者的情况评估其尼古丁依赖程度，如果依赖程度较高，就需要采用药物辅助治疗。

基于戒断症状对心血管系统的影响，建议有心血管疾病史且吸烟的患者使用戒烟药物辅助戒烟（一线戒烟药物有酒石酸伐尼克兰、盐酸安非他酮、尼古丁替代疗法类药物），以减弱神经内分泌紊乱对心血管系统的损害。

患者戒烟后容易出现烦躁不安、情绪低落、失眠等症状，这些都是常见的戒断症状，往往在戒烟1天后出现，两周内最为强烈，但如果能坚持住不吸，一般在1个月以后症状就会减轻。

建议所有患者避免暴露在烟草的烟雾环境中。

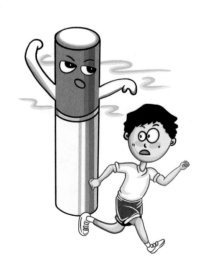

运动处方

运动是心脏康复的核心，心血管疾病患者在运动方面要提防两个极端：一是完全不动；一是过于激烈地运动。要注意选择适合的运动种类，并把握好运动强度、运动时间和运动频率。

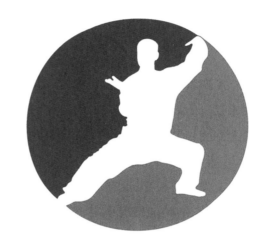

对于一般人群，指南建议每周至少需要 1000kcal（1kcal=4.19kJ）的运动量来维持机体健康。对心脏病患者来说，心脏康复的目的是提高心肺运动耐量和阻止动脉粥样硬化的进展，每周至少消耗1500kcal的能量。

另一种计算运动量的方法是计算运动过程中每分钟的代谢当量（MET）。例如，患者在3代谢当量（MET）的运动强度下运动10分钟，总运动量为3×10=30MET。研究显示，每周的运动量达到500~1000MET，可对人体产生明显的益处，如降低冠心病的发病率和早期死亡率。

美国心肺康复学会提出关于运动量渐进性方案的具体建议如下：为每个患者制订个性化渐进性运动方案，每周对运动方案进行1次调整。一般来说，每次只对运动处方的1项内容（如时间、频率、强度）进行调整。每次增加有氧运动的持续时间为1~5分钟，直至达到目标值。每次增加5%~10%的强度和持续时间，一般耐受性良好。建议首先增加有氧运动的持续时间至预期目标，然后增加强度和（或）频率。

◉ 心脏康复的分期

心脏康复可分为3期。

Ⅰ期康复

Ⅰ期康复即院内康复。整个心脏康复过程中最重要、风险最大的就是Ⅰ期康复。一方面，为了缩短患者的住院时间，减少卧床带来的不利影响，医生希望患者能尽早下床，开始运动康复；另一方面，康复前需要接受细致的评估，在康复团队的监护下进行，保证患者的安全，如心肌梗死患者，如果8小时内没有发生再梗死，没有出现心绞痛，肌钙蛋白没有进一步上升，心电图没有新的变化，心功能情况稳定，那么就可以在病床上开始运动康复了。最初可在康复治疗师的帮助下进行被动的肢体活动，随后开始主动运动，如床边站立、行走等。

Ⅱ期康复

Ⅱ期康复即院外康复，为出院后半年内进行的康复。心脏康复团队会为患者出具康复处方，患者出院后可定期到康复中心进行运动治疗。一般建议患者每周进行3~5次运动，每次不少于半小时。运动方式除了有氧运动外，还应该进行肌力训练、平衡性及柔韧性的训练，后者对老年人特别重要。Ⅱ期康复可帮助患者养成良好的运动习惯。

Ⅲ期康复

一般通过半年到1年的运动康复，患者的相关症状会持续改善，并达到平台期，这时也就进入了Ⅲ期康复，即家庭或是社区康复，患者需要长期维持规律的运动，保持良好的生活习惯。

◉ 心脏康复分期的演变

　　1930年,病理学家Mallory等探讨了急性心肌梗死的病理学治愈过程,从急性心肌梗死到稳定期瘢痕形成需要5~6周,从这个结果来看,心肌梗死患者在早期进行活动是不安全的,所以在相当长的一段时间内,临床医生普遍认为冠心病特别是急性心肌梗死患者需绝对卧床,日夜看护,避免他们自发用力及进行体力活动。

　　直到1940年,一些学者对长期卧床提出疑问,认为长期卧床会造成废用综合征和肺栓塞,阻碍身体功能的恢复。美国医生Levine等建议对急性心肌梗死患者采用"椅子疗法",即在心肌梗死事件后第1天起,让患者下床坐在椅子上,每天坚持坐1~2小时,"椅子疗法"开创了早期离床的先驱,这种早期下床的理念标志着心脏康复概念的初步形成。

　　之后,越来越多的心血管专科医生逐渐认识到,没有并发症的急性心肌梗死患者早期活动对其有明显益处,可显著减少心肌梗死并发症的发生,缩短住院时间。"早下床、早活动、早出院"的观点逐步被欧美医学界广泛认可,心脏康复才真正发展起来。

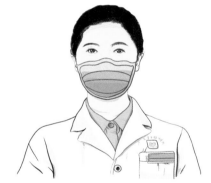

　　早期离床的观念普及后,1973年,到出院为止各阶段的身体活动已系统化,归纳成7~14个阶段阶梯形计划表,此后急性心肌梗死的住院周期从3周缩短到了2周。

　　随着住院期的缩短,在住院期内进行充足的指导和教育变得困难,此后门诊型心脏康复逐渐普及。在当时,出院后的心脏康复计划形式有3种:①在医院门诊心电监护下的运动疗法;②社区机构心电监护下的运动疗法;③非监督居家的运动疗法。随后逐渐形成Ⅱ期康复和Ⅲ期康复的原型,也有了患者管理中风险分层的概念。

1980年以后，心脏康复以急性心肌梗死后行经皮冠状动脉介入治疗（PCI）和冠状动脉搭桥术（CABG）治疗的缺血性心脏病患者为主要对象，这些患者出院后在门诊进行系统的心脏康复。大量随机对照试验表明，心脏康复具有降低冠状动脉再狭窄率、提高患者生活质量和改善长期预后的效果。

1995年，美国医疗政策研究所总结了334篇文献，发布了《心脏康复临床实践指南》。从此，心脏康复的目标发生了巨大变革，从"以早日出院和回归社会为目标的功能恢复训练"扩展到了"以改善长期预后和生活质量为目标的二次预防缺血性心脏病"。

2004年，美国心肺康复协会（AACVPR）出版的《美国心脏康复和二级预防指南》指出，心脏康复的治疗方案已从最初仅关注心脏病患者体能恢复，扩展为包括运动疗法、营养、行为干预等多方面的综合治疗。

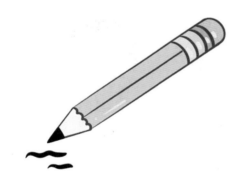

综上所述，心脏康复经历了从静到动，进而发展为与二级预防相结合的综合模式，已形成包括患者健康教育、药物优化治疗、心理干预、营养评估和干预、运动康复为一体的综合体系，显著降低了心血管事件再发生率和总死亡率，减少了再住院率，改善了心血管疾病患者的生活质量，提高了患者的社会适应能力。

目前，欧洲心脏病学会（ESC）、美国心脏协会（AHA）和美国心脏病学会（ACC）等在国际上有影响力的学术机构，均将心脏康复列为心血管疾病尤其是冠心病治疗中Ⅰ类推荐（证据等级A级），并纳入临床实践指南。

扫码获取
○ 健康贴士 ○ 推荐图书
○ 读者社群 ○ 视频讲解

第三章
心脏康复适用人群

从原则上讲,心脏康复的适用范围
非常广泛,几乎涵盖所有心血管疾病,
凡是生命体征相对稳定的心血管疾病
患者都可以积极参与心脏康复。

从原则上讲,心脏康复的适用范围非常广泛,几乎涵盖所有心血管疾病,凡是生命体征相对稳定的心血管疾病患者都可以积极参与心脏康复。

但康复运动也存在一定风险,每位患者的情况都是不同的,病情也会有进展或好转。因此,要根据患者的具体情况具体分析,实时评估。

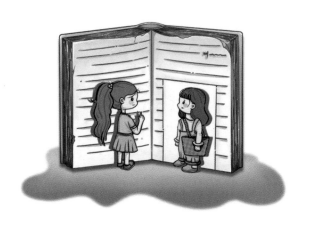

◉ 心脏康复的适应证

◇ 稳定型心绞痛。

◇ 无症状性心肌缺血。

◇ 急性心肌梗死血运重建后。

◇ 陈旧性心肌梗死。

◇ 冠状动脉搭桥术后。

◇ 心脏瓣膜置换术后。

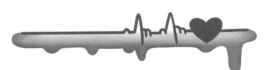

◇ 慢性稳定性心力衰竭。

◇ 外周血管疾病出现间歇性跛行。

◇ 有冠心病危险因素的患者,如血脂异常、高血压、糖尿病、肥胖、吸烟等。

◉ 心脏康复的禁忌证

◇ 危重症患者在严密监护下。

◇ 不稳定型或进行性心绞痛。

◇ 急性心肌梗死后病情不稳定。

◇ 休息时舒张压高于 120mmHg（1mmHg≈0.133kPa）或收缩压高于 200mmHg。

◇ 不恰当的血压反应，直立或运动引起血压明显变化并伴有症状。

◇ 严重房性或室性心律失常（未控制的心房颤动，阵发性室上性心动过速，多源、频发性室性期前收缩每分钟多于 15 个）。

◇ Ⅱ度或Ⅲ度房室传导阻滞。

◇ 近期发生体循环或肺循环栓塞。

◇ 血栓性静脉炎。

◇ 动脉瘤（夹层）。

◇ 发热高于38℃。

◇ 心力衰竭没有控制。

◇ 活动性心包炎或心肌炎。

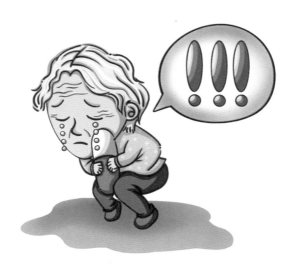

◇ 严重主动脉瓣狭窄（压力阶差大于50mmHg）。

◇ 发绀型先天性心脏病。

◇ 梗阻性肥厚型心肌病。

◇ 严重肺动脉高压。

◇ 肝肾功能不全。

◇ 急性全身疾病。

◇ 洋地黄类药物毒性反应。

◉ 心脏康复的高危人群

◇ 休息时舒张压高于110mmHg或休息时收缩压高于180mmHg者。

◇ 锻炼时血压异常升高者。

◇ 低血压（低于90/60mmHg）者。

◇ 中度主动脉瓣狭窄（压力阶差为25~50mmHg）者。

◇ 慢性心力衰竭者。

◇ 明显精神紧张者。

◇ 冠状动脉搭桥术后合并心包炎者。

◇ 休息时ST段下移（大于3mm）者。

◇ 未控制的代谢性疾病（如糖尿病、甲状腺功能亢进、黏液水肿等）患者。

◇ 神经、肌肉、骨骼或关节僵硬妨碍活动者。

◇ 切开引流液过多者。

◇ 窦性心动过速（休息时心率高于120次/分）者。

◇ 心脑外科手术及介入治疗后或心肌梗死后心电图提示有新的梗死者。

◇ 室壁瘤或主动脉瘤患者。

◇ 有症状的贫血（血细胞比容低于30%）者。

◇ 心脏起搏器植入者。

◇ 严重电解质紊乱者。

◇ 严重瓣膜疾病患者。

◉ **心脏康复中需要特别注意的情况**

◇ 贫血(中度)。

◇ 心绞痛(轻到中度)。

◇ 心脏肥大。

◇ 非发绀型先天性心脏病。

◇ 急性或慢性感染性疾病。

◇ 肥胖(超过标准体重20%)。

◇ 活动性肝脏疾病。

◇ 中到重度肺部疾病。

◇ 间歇性跛行。

◇ 已控制的心律失常。

◇ 二尖瓣脱垂。

◇ 重度吸烟。

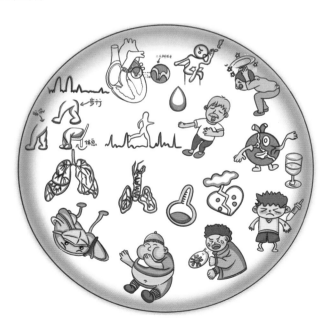

◇ 心率缓慢,活动时无明显增加。

◇ 活动诱发支气管痉挛。

◇ 低血压。

◇ 发作性头晕,尤其是与用力有关。

◇ 慢性酒精中毒。

◇ 长期激素治疗。

◇ 频发期前收缩。

◇ 传导障碍:完全性左束支传导阻滞(LBBB)、预激综合征(WPW)、双分支阻滞。

◇ 正在使用下列药物:洋地黄类药物、β-受体阻滞剂和一些抗心律失常药、血管扩张药、抗精神病药物、胰岛素、利尿剂等。

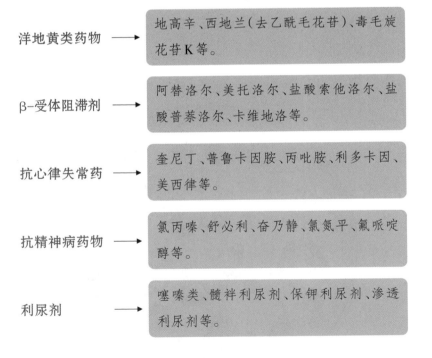

洋地黄类药物	→	地高辛、西地兰(去乙酰毛花苷)、毒毛旋花苷K等。
β-受体阻滞剂	→	阿替洛尔、美托洛尔、盐酸索他洛尔、盐酸普萘洛尔、卡维地洛等。
抗心律失常药	→	奎尼丁、普鲁卡因胺、丙吡胺、利多卡因、美西律等。
抗精神病药物	→	氯丙嗪、舒必利、奋乃静、氯氮平、氟哌啶醇等。
利尿剂	→	噻嗪类、髓袢利尿剂、保钾利尿剂、渗透利尿剂等。

第四章
心脏康复之运动指南

一般的活动可以很容易成为日常生活的一部分。通过将简单的活动融入一天的生活中，人们可获得许多与健康相关的益处，特别是降低冠心病发生的风险。

让运动成为日常生活中的一部分。当身体保持健康时,发生疾病的风险会降低,日常的抵抗力就会增强。

另外,结合健康的饮食习惯,规律运动可帮助超重的人减肥。

坚持运动会减缓随着年龄的增长运动能力下降的趋势。但在按计划运动之前,要咨询康复医生。

◉ 运动的好处

即使是老年人,也可通过有规律的锻炼来提高健康水平和运动能力。运动可使我们变得更加强壮、灵活。同时,运动也可为健康带来以下益处:

◇ 减少心血管疾病的危险因素,如高血压、高胆固醇血症和高血糖。

◇ 降低一些疾病的发生风险,如冠心病、糖尿病、骨质疏松症和一些癌症。

◇ 减轻疲劳和气短的不适症状。

◇ 减肥(特别是把锻炼与健康的饮食习惯相结合时)。

◇ 更好的平衡和协调能力,降低摔倒的风险。

◇ 改善睡眠质量。

◇ 缓解慢性疼痛。

◇ 减少压力,缓解焦虑和抑郁情绪。

◇ 增强自信心。

◇ 提高幸福感,改善生活质量。

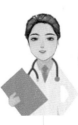

将 锻 炼 融 入 生 活

锻炼可以是将简单的活动融入一天内的日常生活,也可以是把有计划的、有规律的运动作为每周日常生活的一部分。在日常生活中,适当活动有益于身体健康。

◉ 一般的体育活动

一般的活动可以很容易成为日常生活的一部分。通过将简单的活动融入一天的生活中，可获得许多与健康相关的益处，特别是降低冠心病发生的风险。

◇ 每天进行几次短距离的行走（步行去尽可能远的公园，把散步作为工作后的短暂休息）。

◇ 如果可以，尽量爬楼梯。

◇ 做家务，如打扫卫生。

◇ 参与体育运动，如快走、骑自行车、游泳。

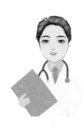

制 订 一 个 目 标

- 每天进行至少累计30分钟的锻炼。
- 每周至少有5天要进行至少连续30分钟的中等强度的有氧运动。或者每周至少有3天进行至少连续20分钟的高强度运动。为实现运动目标，可进行间歇高强度运动即中等强度与高强度运动相结合的运动。
- 每周至少2次要进行至少10分钟的力量训练。
- 每周至少3天要进行至少5分钟的灵活性训练。

◉ 运动项目

运动可获得与健康相关的益处。如果循序渐进地进行运动，在8~12周的时间内，我们的健康水平就会得到明显改善。

为了保持身体健康，进行非常剧烈的运动是不合适的。适度的运动对大多数人来说是享受的，并且足以用来改善健康质量和提高身体素质。特别是如果近几个月没有运动，一定要从低强度的运动量开始。

一个完整的运动计划包括不同的锻炼类型，这将作为每周日常生活中的一部分。其具体内容如下：

有氧训练（耐力或心肺功能锻炼）

在较长的一段时间里，应用大肌肉群进行重复、连续的锻炼。有氧运动有利于心脏、肺、骨骼和肌肉的健康，可增强我们日常生活中的体力。

灵活性训练（伸展）

从简单的伸展运动到瑜伽的柔韧性练习都可增加身体的延展性，使肌肉更加柔韧，从而降低受伤的风险。灵活性训练可融入热身和放松活动中。

抗阻力训练（力量训练）

此类训练包括推或拉的力量训练，或等长运动，要求坚持10秒或更长的时间。力量练习可增加肌肉质量，提高强度，增加静息时的新陈代谢，并且使每天的生活状态更轻松。

平衡训练

此类训练包括太极、瑜伽、转移重心和单腿平衡训练。通过平衡训练能维持和改善平衡能力，降低跌倒和受伤的风险，并且能增加肌肉强度。

力量和平衡训练可在放松活动后或其他时间内随时进行。

所有的运动康复训练都应在医生或康复治疗师的监督指导下进行。

如果存在以下不适,要立即停止训练,并向医生咨询:

◇ 严重的呼吸困难。

◇ 胸闷或胸痛,手臂、下颌、颈部、肩部或背部有压迫感或疼痛。

◇ 极度疲劳(应在运动后60分钟内恢复正常)。

◇ 眩晕、昏厥前兆或晕厥。

◇ 严重的心悸。

◇ 关节或肌肉出现疼痛或疼痛加剧。

◉ 热身和放松

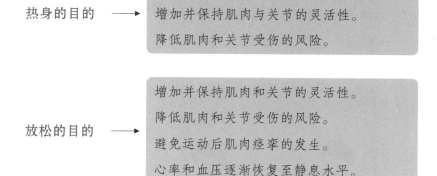

热身的目的 ⟶ 逐渐增加心率、呼吸频率,促进血液循环。
增加并保持肌肉与关节的灵活性。
降低肌肉和关节受伤的风险。

放松的目的 ⟶ 增加并保持肌肉和关节的灵活性。
降低肌肉和关节受伤的风险。
避免运动后肌肉痉挛的发生。
心率和血压逐渐恢复至静息水平。

在有氧运动的前后,用5~8分钟的时间进行拉伸。

根据医生制定的运动处方,可以把下列动作融入热身和放松活动中。举个例子,如果步行或骑自行车,热身活动应集中在腿部。选择适合自己的拉伸动作,一定要保证进行充分的拉伸。

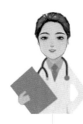

热身和放松运动中的基础拉伸动作

- 一定要缓慢、柔和地做。
- 拉伸时，要明确地感受到肌肉被拉伸。
- 拉伸动作一定不能引起疼痛。维持拉伸姿势不动，持续30秒。
- 当进行每一个拉伸动作时，要有意识地放松被拉伸的肌肉。
- 拉伸时要保持正常的呼吸，不要屏气。

颈部/肩部伸展运动（向前运动）

1. 以舒适的体位站立。
2. 低头，下颌靠近胸部，直到能感到一个轻微的拉伸力为止。
3. 头部回到中立位。

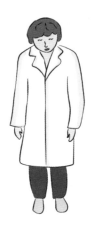 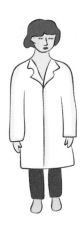 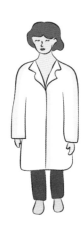

颈部/肩部伸展运动（朝向一侧）

　　1.以舒适的体位站立。

　　2.低头,慢慢地把头歪向左侧,直到能感到轻微的拉伸力为止。如果拉伸力减弱,则轻轻地歪头,直到再次感觉到拉伸力为止。

　　3.向右侧重复拉伸动作。

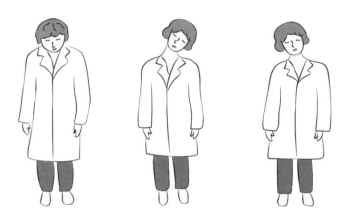

肱三头肌伸展运动

　　1.把右手放在肩胛骨之间。

　　2.用左手向后、向右推右肘。

　　3.换另一只手臂重复上述动作。

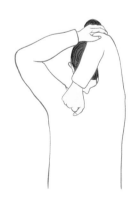

肩部伸展运动

    1.举起左臂，放在胸前水平位置。

    2.把右手放在左肘处，沿着胸部轻轻地拉动左臂。

    3.用右臂重复上述动作。

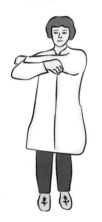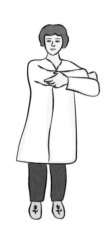

胸部扩展运动

    1.靠墙站立。张开左臂，伸开手掌贴在墙面上。

    2.向远离手臂的方向拉伸身体，直到感到有拉伸力为止。

    3.张开右臂，重复上述动作。

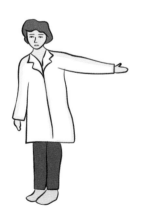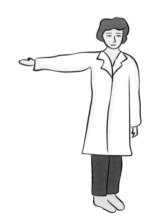

腰部伸展运动（坐位）

1. 坐下，下颌远离胸部，抬头。
2. 慢慢地使腰部靠近地面，直到腰部感到轻微的拉伸力为止。

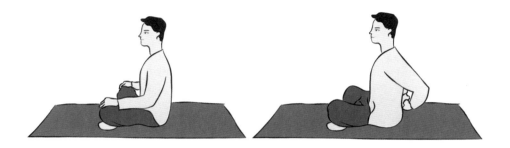

腰部伸展运动（站立位）

1. 双脚分开与肩同宽站立。
2. 弯腰，稍微屈膝，把手放在大腿上以支撑躯体。
3. 通过收腹动作来转动后背，然后挺直背部。

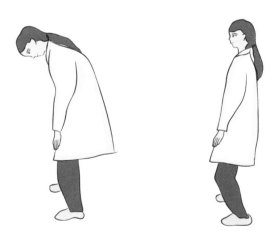

腰部伸展运动(膝盖朝向胸部)

1.平躺在地面上,保持臀部、双膝弯曲,双足平放。

2.把手放在膝盖上,轻轻拉动左膝,向左肩方向运动,直到腰部感到拉伸力为止。

3.用右膝重复上述动作(保持左脚平放)。

4.最后,拉动双膝向肩侧运动。

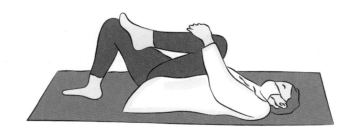

腘绳肌伸展运动

坐在地面上,也可站立或坐在椅子上。

1.坐在地面上:两条腿伸直向前,脚趾朝上。身体向前屈,向前拉伸,直到大腿后侧感到拉伸力为止。

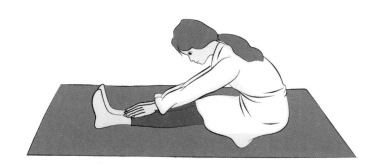

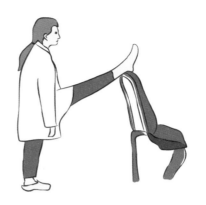

2.站立位:直接把一条腿放在椅子上。如果平衡力差,可扶着支撑物站稳。身体前倾,直到大腿后侧感到拉伸力为止。换另一条腿重复上述动作。

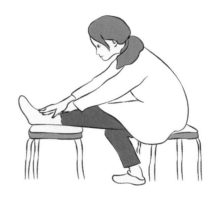

3.坐在椅子上:直接把一条腿放在对面的椅子上,身体向伸直腿的方向倾斜,直到大腿后侧感到拉伸力为止。换另一条腿重复上述动作。

股四头肌和臀屈肌伸展运动

1.站立位,左手扶着墙或其他牢固的东西以保持平衡。

2.用右手抓住右脚或脚踝,收紧腹部肌肉。

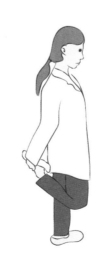

3.慢慢地向上拉右脚或脚踝,直到右侧大腿和臀部的前面感到拉伸力为止,不要弯腰,保持10秒左右。

4.换左侧重复上述动作。

另一种替换的方法是抓住裤口进行练习。

小腿伸展运动

1.伸出手掌,贴向墙面,手扶墙站立。

2.一条腿屈膝,放在前面,另一条腿伸直,足跟着地。

3.身体前倾,直到伸直的小腿后面感到拉伸力为止。

4.不要做屈膝动作,这会压迫脚趾。如果需要加强力量,可使伸直的腿后移。

5.换对侧腿重复上述动作。

踝关节旋转运动

1.坐立位,右脚踝悬挂放松。

2.旋转踝关节,大脚趾慢慢画圆。

3.旋转运动10圈

4.换左脚踝重复上述动作。

◉ 有氧训练

有氧训练,也被称为耐力或心肺功能锻炼,是指在较长一段时间内,通过活动来增加心肺耐力和心率。在有氧训练时,上肢和下肢要做有节奏、持续性的锻炼。

有氧训练的目标 ⟶ 每周至少进行3天中等强度的有氧训练或是间歇高强度的训练。选择一个或一组自己喜欢的动作,让训练成为日常生活的一部分。

常见的有氧训练:

◇ 步行。

◇ 骑自行车。

◇ 爬楼梯。

◇ 椭圆机练习。

◇ 越野滑雪。

◇ 游泳。

◇ 慢跑。

◇ 其他体育运动(篮球、足球、排球、划船、轮滑等)。

有氧训练的持续时间

为了获得最大益处,锻炼计划中的有氧运动部分应持续20~30分钟。如果没有进行锻炼数周或更长的时间,那么可从10~15分钟开始,每次增加1~5分钟,如果耐受,锻炼可增加到持续20~30分钟为止。为了更快地提高体能,每周累计要进行45~60分钟的有氧训练。

有氧训练的强度

在锻炼期间,适合的有氧运动强度有益于身体健康。对大多数人来说,运动强度应保持在合适的范围内。使用以下方式可评估训练强度,这样我们就可以进行安全的锻炼了。

主观用力程度等级可对运动过程中的主观用力情况进行评级。

评分"6"代表最低级别,如舒服地坐在椅子上;评分"20"对应最高级别,如爬非常陡的坡。锻炼之前,一定不要忘记

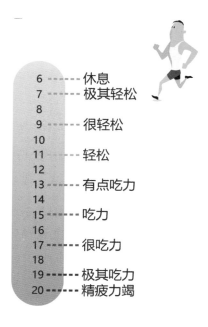

6	休息
7	极其轻松
8	
9	很轻松
10	
11	轻松
12	
13	有点吃力
14	
15	吃力
16	
17	很吃力
18	
19	极其吃力
20	精疲力竭

Borg主观疲劳感知评估量表,即主观用力程度等级

充分热身。根据运动心率和主观用力程度计分调整自己的运动强度。主观用力程度评分通常建议维持在13~14分的合适范围。

谈话试验

在运动过程中，适当强度为与他人谈话时稍感气促，如果气短，说明运动强度过大，应降低运动强度。

心率或脉搏

通过年龄预测目标心率并不适合每个人，心肺运动试验是制订运动处方的金标准。在一次运动期间，按照以下步骤检查自己的心率：

◇ 停止运动。

◇ 把两根手指放在位于骨头和韧带之间的桡动脉处，位于腕关节的拇指一侧，稍微用力。

◇ 数10秒的心跳次数，乘以6可确定心率。

每分钟心跳次数

对于那些难以确定心率的人，或者有些情况需要停下来数自己的脉搏是不切实际的（例如户外自行车、越野滑雪），可以用电子监测设备。

有氧训练的频率

为了获得最大益处，计划每周进行3~5天的有氧训练。

为了降低关节或肌肉受伤的风险，避免连续几天进行高强度运动。高强度运动包括很多跳（篮球），或突然变速、变向（网球、足球），或是其他高强度或负重的运动（慢跑）。

可用一天的低强度运动代替高强度运动。另外，别忘了锻炼后放松身体。

◉ 抗阻力训练(力量训练)

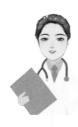

抗阻力训练（力量训练）的益处

- 提高肌肉力量和耐力。
- 适度增加肌肉体积。
- 增加骨质密度(降低骨折风险)。
- 减少关节疼痛。
- 降低失眠和抑郁的风险。
- 改善葡萄糖耐量和血糖水平。
- 提高平衡和协调能力。
- 降低老年人跌倒的风险。

可通过以下方式进行力量训练:

1.手持型重物(壶铃、哑铃)。

2.弹力带。

3.平衡球。

4.抗自重训练,包括核心力量锻炼。

扫码获取
◎ 健康贴士　◎ 推荐图书
◎ 读者社群　◎ 视频讲解

应当进行不同类型的力量训练

确定运动强度时应测定1RM。1RM表示1个运动员以正确的动作只能重复1次动作的阻力。上肢训练时应为30%~40%的1RM,每个动作重复2~3次。下肢训练为50%~60%的1RM,每个动作重复2~3次。

如果力量训练之前没有进行有氧运动,建议进行5~10分钟(或者更长时间)的有氧热身运动。力量训练一定要在医生的指导下进行,尤其是做过手术的患者更应在医生和治疗师的指导下进行。

逐渐开始进行力量训练。如果开始时力量强度太大或重复次数过多,可能发生严重的肌肉和关节损害。开始训练后2~4天内有轻微的肌肉酸痛是正常的。

要留出时间进行肌肉的恢复,每组肌肉训练之间要有一整天的休息时间。用力时呼气,恢复时吸气。进行力量训练时一定不要屏住呼吸。

抗阻力训练指导

按照运动处方做运动。为提高肌肉的力量和耐力,每周进行2次或3次力量训练(注意不要连续进行)就足够了。进行负重训练,在握持重物时不要太紧。

力量训练的强度应从主观用力程度评分12~13分开始,起初时重复动作8~12次。动作的重复次数应逐渐增加。

使用手持型重物进行抗阻力训练

肩关节运动(锻炼肩部肌肉)

1.手握住哑铃开始锻炼。

2.手肘伸直,拇指向前,手臂向前、向上举起,与身体成45°角,手臂运动到与肩平齐时停止。

3.回到起始位置。

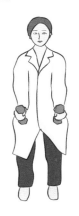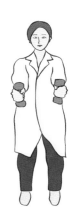

胸部力量锻炼(锻炼胸部、肩膀和手臂的肌肉)

1.躺在长椅上,脚放在地面上。

2.手臂伸直,握住哑铃,与肩膀同宽。

3.慢慢放低哑铃,直到手肘无限接近长椅,手肘不低于长椅高度。

4.回到起始位置。

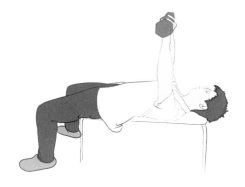

肱二头肌运动（锻炼肱二头肌）

1.站立位，双脚分开，与肩同宽，膝盖微微弯曲。握住哑铃，手掌朝前。

2.收腹，腰背挺直。

3.慢慢地朝锁骨方向举起哑铃，直到肘部完全弯曲时停止。保持手腕伸直。

4.慢慢把哑铃放回起始位置。

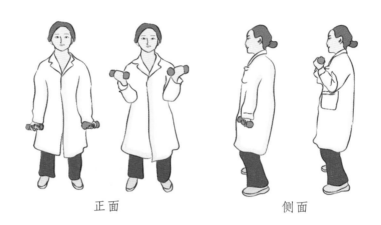

正面　　　　　　　　　侧面

踮脚（锻炼小腿后肌群）

1.双脚稍微分开站立。掌心朝向身体，握住哑铃并垂于身体两侧。

2.抬起脚后跟，保持1~2秒，然后慢慢回到起始位置。

3.直视前方，收腹，腰背挺直。

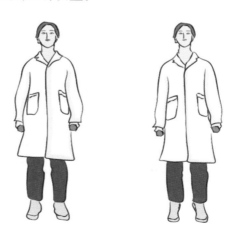

弹力带运动

弹力带是一种轻便、可携带的体能训练工具,当拉伸时,弹力带可提供阻力。

弹力带的类型有多种,一般可在体育用品商品里买到。通常浅颜色的弹力带阻力小。同样,弹力带的颜色越深,或者弹力带越短,阻力越大。

可用弹力带锻炼几乎所有手臂及腿部的肌肉群。可逐步达到重复15次后,不管是缩短弹力带的长度,还是更换不同的带子来增加阻力,可选择更多的方式来加强锻炼。要咨询医生,确定自己可应用弹力带进行哪些锻炼。

弹力带划船运动(锻炼后背和肩部肌肉)

1.把弹力带的中间部分固定在一个立体物上。

2.双脚稍微分开站立。

3.两只手握住弹力带的两端,手臂伸直,放在身体的前面。当保持肘关节伸直并拉动手臂至身体后方时,收缩肩胛骨使其靠在一起。

4.保持2秒,然后慢慢放松。

弹力带髋关节伸展运动(锻炼臀部肌肉)

1.把弹力带的一端系在一个固定的物体上,另一端缠绕后系在脚踝处。可用一把椅子来保持平衡。

2.舒适地站立,如图所示,把一条腿后伸。

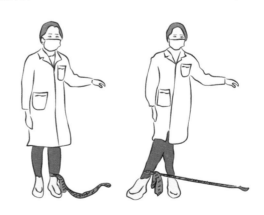

3.保持2秒,然后慢慢放松。

4.换另一条腿重复上述动作。

弹力带髋外展（锻炼臀部肌肉）

1.把弹力带的一端系在一侧脚踝上，另一端套在另一脚踝处。

2.站立位，一侧脚固定不动，另一侧尽量抬起。

3.保持2秒，然后慢慢放松。

4.换另一侧重复上述动作。

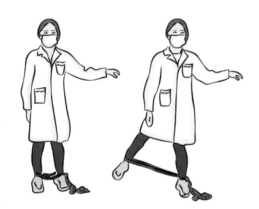

坐姿弹力带髋部外展（锻炼臀部肌肉）

1.坐在椅子上，双脚并拢，平放在地上。在膝关节上方用弹力带围绕双腿进行8字形缠绕，在弹力带的末端打一个结。

2.对抗弹力带的阻力，双膝分开，双腿分开。

3.保持2秒，然后慢慢放松。

当平躺于地面上，双膝伸直的时候，也可以做这种锻炼。

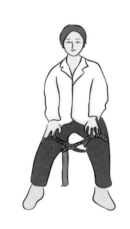

坐姿膝盖屈伸运动（锻炼大腿和腿后肌群）

1.坐在椅子上，双脚并拢，平放在地上。用弹力带围绕脚踝，按8字形缠绕，在弹力带的末端打一个结。

2.一只脚向前伸（使膝盖伸直），另一只脚向后伸（使膝盖弯曲）。同时双腿做同样的动作，保持2秒，然后慢慢放松。

3.两条腿交换重复上述动作。

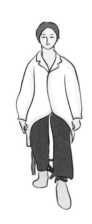

平衡球练习

平衡(健身)球有各种各样的尺寸。很多锻炼都需要一个健身球,用来保证当坐在球上双足垂地时,双膝可维持一个合适的角度。球的质地越坚韧,这项运动就会越困难。

弹力球弹跳治疗(锻炼躯干的核心肌肉)

1.坐在球上,双脚分开平放在地上,腰背挺直,肩膀略往后移。

2.开始基础的弹跳动作。双手扶住两侧维持平衡。

3.随着弹起抬起一侧膝盖,下一次弹起的时候把腿放下。然后换另一侧重复上述动作。

4.交替抬腿的时候,弹起动作继续做。抬腿的时候不能弯腰。

5.持续做1分钟。

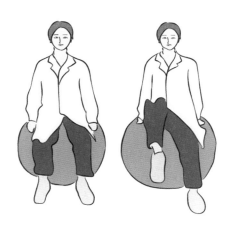

弹力球上拍手(锻炼躯干核心肌肉)

1.坐在弹力球上,双脚分开平放在地上,腰背挺直,肩膀略往后移。

2.在身体前方做拍手动作,然后把手臂摆到身体后方做拍手动作。

3.随着拍手的节奏做弹跳运动。

4.持续做1分钟。

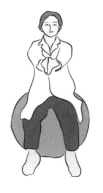
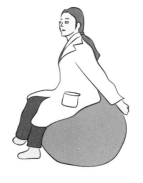

运用身体做抗阻力训练

下面是一些力量训练的范例,使用这些可加强练习,这些训练的重复次数可逐渐增至15次,甚至更多。

跪姿俯卧撑(锻炼胸部、手臂、肩膀及上半身的肌肉)

1.俯卧,手心朝下放在地上,双膝置于垫上。

2.用手臂支撑体重,抬高躯干。

3.收缩腹部肌肉,腰背挺直,手臂将身体撑起。

4.压低身体贴向地面。

5.重复6~10次为一组。

椅子蹲起(锻炼大腿和臀部肌肉)

1.直视前方,收紧腹部肌肉,腰背挺直。

2.臀部下压,无限接近坐在椅子上(不要真正坐在椅子上)

3.保持腰背挺直。维持这种状态。

4.返回站立位。

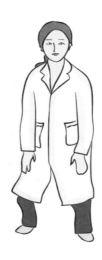

核心力量训练

身体的核心是躯干和骨盆周围的肌群。什么时候有了良好的核心稳定性,背部、臀部和腹部的肌肉就会协调运作。强大的核心肌肉会使人更容易进行体育活动,核心肌肉较弱容易造成腰部疼痛和肌肉拉伤。

深蹲、俯卧撑和仰卧起坐都是核心练习,许多锻炼都是借用健身球或者弹力带完成的。

卷腹运动(锻炼腹部肌肉)

1.平躺,双臂交叉在胸前。膝盖弯曲,脚平放在地垫上。

2.慢慢抬起头、脖子和肩膀(如果可以的话)离开地面。

3.停顿后回到起始位。

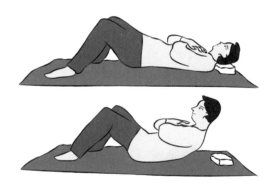

反向腹部运动(锻炼腹部肌肉)

1.趴在地垫上,拉伸腹部肌肉和腹部外侧肌。

2.保持腹部收缩,收紧臀部肌肉,身体放平。

3.坚持几秒后放松。

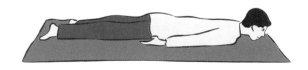

骨盆倾斜运动

　　骨盆倾斜运动可替代或者配合卷腹运动。轻度锻炼可用它来替代卷腹运动,如果需要加强性训练,可同卷腹运动一起进行。

　　1.平躺,双臂交叉放在胸前,膝盖弯曲,双脚平放在地垫上。

　　2.收紧腹部肌肉,使骨盆抬起然后放下。

　　3.借助腿部和臀部肌肉的力量。

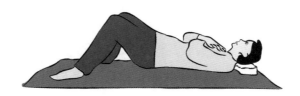

剪刀撑(锻炼背部和腹部肌肉)

　　1.平躺,膝盖弯曲,双脚平放在地垫上。

　　2.抬起臀部,使臀部和下背部离开地面,保持头颈部放松。

　　3.保持姿势直到无法坚持。

　　4.如果加大难度,可双腿分开至与髋同宽。

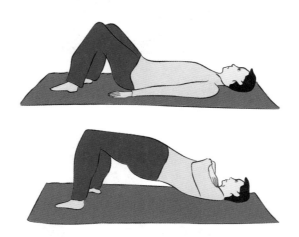

提腿腹部练习（锻炼腹部肌肉）

1.平躺。

2.一侧膝盖弯曲直到身体与髋关节成90°角。

3.收紧腹部肌肉,使腿部离开地面。

4.保持肌肉收紧,慢慢降低脚,回到初始位置,不要让背部拱起。

5.换另一侧重复上述动作。

也可双腿同时离开地面。

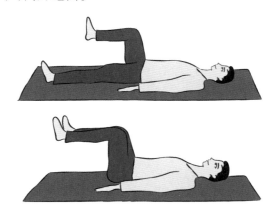

腿部伸展（锻炼腹部肌肉）

1.俯卧,拉伸腹部肌肉,收紧腹部,臀部绷紧与下背部平行。

3.保持这个姿势,抬起一条腿,不要拱背。

4.坚持几秒后放松。换另一条腿重复上述动作。

5.如果需要,可垫一个枕头。

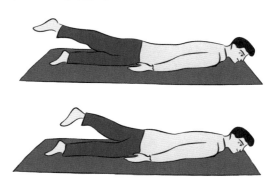

◉ 平衡训练

良好的平衡能力可增加身体的协调性,防止跌倒和拉伤。

平衡训练是锻炼的一个重要部分,特别是对老年人和那些平衡能力较差的人来说,每周应安排3天的平衡训练。单腿站立和双腿站立是简单的平衡训练。

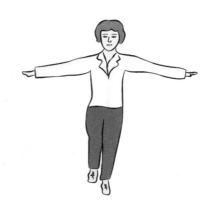

单腿站立

1.一条腿站立,胳膊伸展。

2.保持10秒以上,重复5次。

3.闭上眼睛重复练习。

4.一边转动头部,一边练习。

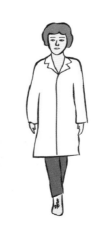

双腿站立

1.将脚跟与另一脚脚趾保持在一条直线上。

2.保持10秒,重复5次。

3.闭上眼睛,重复以上训练。

◉ 日常环境

服装

穿着适合环境和天气的舒适服装,因为运动会出汗。

在凉爽的天气多穿几层衣服,这样就可在需要调整体温时增减衣物。

穿舒服的运动鞋。

环境

在炎热的日子里,可在清晨或者室内运动。

运动过程中要适量喝水,可在运动前、运动后,或者每隔15~20分钟喝水。

当处于潮湿或者炎热的环境时,相比于凉爽的环境血液更多地用于皮肤降温,少部分用于肌肉锻炼。

在心率加快时,可能不得不减少运动强度以保持心率在目标范围内,以使心率更适合自己。

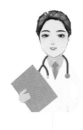

寒冷、多风天气要注意的事项

- 暴露的皮肤冻伤。
- 冰雪让行动困难,导致滑倒和跌伤。
- 哮喘或者心绞痛患者,在寒冷的天气会感觉更糟糕。

包裹住鼻子和嘴，让呼吸的空气暖和些可缓解不适症状。当特别寒冷或者大风的时候，不妨在室内运动。

如果从沿海地区去海拔4000m以上的地方，在决定是否在那里继续训练之前要与医生或治疗师讨论，或者改变健身计划。随着海拔的增加，空气中的氧气会减少，需要降低运动强度来使心率保持在正常范围内。

在臭氧预警或者空气质量较差的时候，避免室外运动，特别是有呼吸性疾病的人。

在生病的时候不要锻炼

如果感到不舒服，特别是发热的时候，一定要休息而不是继续训练。在身体恢复到以前水平的时候可重新开始锻炼。

药物

在早晨锻炼前服用计划药物。

运动和饮食

因为消化系统需要增加血液以保证正常的功能，进食后至少要等1小时再运动。

扫码获取

健康贴士　推荐图书
读者社群　视频讲解

经常会遇到的问题

问:一天中是否有最佳训练时间?

答:一般来说没有最佳训练时间。为了保证日常训练,重要的是选择最方便的时间。每天在同一个时间段锻炼更好一些。另外,一些人如果在睡前锻炼会有失眠的现象。

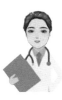

问:有氧运动的最佳形式是什么?

答:没有最好的有氧运动,只要运动强度、持续时间等方面是固定的即可。相比于非重量训练,自身重量训练,如散步、慢跑和爬楼梯可达到更大的热量消耗和预防骨质疏松的效果。如果关节有问题,无或低重量训练的运动更适合你。

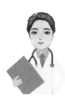

问:我该如何避免运动伤害?

答:下面一些简单的指导可帮助你避免受伤。在新的训练计划中不要一开始就做太多训练,要循序渐进。一是适当的热身和降温;二是在适当的时候佩戴防护设备(如头盔、垫子等);三是避免导致关节和肌肉疼痛的运动。有些活动比其他活动更容易造成伤害,这些活动包括大量的跳跃(篮球)、大幅度的变向运动(网球、足球等)或者高负重运动(慢跑)。制订健身计划时要考虑这些因素。

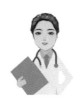

问:很多人说运动可以帮助减肥,如果是真的,需要多大强度的锻炼呢?

答:为了减肥,相对于吸收的热量你必须消耗更多的热量。如果仅仅是运动而不改变饮食方式,你只会减少一点点重量。如果不控制摄入食物的热量,你会花更长的时间去运动。如果想减肥,请咨询营养师。

问:我怎么安排时间进行锻炼?

答:

1.在忙碌的生活中找到锻炼的时间很困难,要让锻炼成为一件重要的事情,要安排好时间。

2.看新闻时,可以在跑步机上或单车上锻炼。

3.可以在家里或办公室里运动,而不是非要去远距离的健身房。

4.跟配偶或同伴一起锻炼,并制订可行的计划等。

5.如果你很难拿出30分钟来锻炼,可考虑分为每周3次,每次锻炼10分钟。

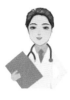

问:我的家人不支持我锻炼,我该如何让他们明白我需要锻炼呢?

答:获得家人的支持可以使你的锻炼得到不同的成就感,可告诉他们定期锻炼的益处、吸引他们加入你的运动计划来获得他们的支持和理解。

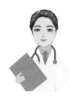

问：我怎样制订一个让我的健康得到改善的有氧运动计划呢？

答：制订有氧运动计划要记住，一个很好的提高健身运动的方法是间歇性锻炼。在30~120秒内逐渐增加运动强度，开始时尝试间隔3次，逐步增加更多的时间间隔，并延长时间间隔。可使用热身和放松训练，间隔训练可以做2~3周。

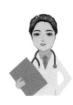

问：想要慢跑，我该如何开始呢？

答：慢跑是一种愉快的有氧运动，但并不适合每个人。膝盖、臀部或背部不好的人不适合慢跑。在你开始慢跑前，必须有一定的健身基础水平。如果你想开始慢跑，要与医生或治疗师联系，以获得运动处方。

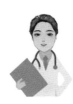

如果医生和治疗师都认为慢跑是适合你的,可按照如下步骤开始慢跑计划:

◇ 总是进行热身和放松训练。

◇ 穿合适的跑步鞋,如果可以的话跑400英里(约644km)后更换跑步鞋。

◇ 先走路,特别是几个月不活动时。

◇ 如果能在30分钟内走2英里(约3.2km),可尝试交替散步和慢跑(各1分钟)。

◇ 每周慢跑次数在4次以下,尽量减少关节和肌肉的不适。

◇ 以一个舒服的步频走路和跑步,始终控制心率和疲惫度。

进行慢跑计划首先要根据耐受性,如果你在步骤1(附表),慢跑1分钟后走路1分钟,重复,直到慢跑和走路共24分钟(重复12次)。当到步骤2时,慢跑2分钟后走路1分钟,重复,直到慢跑和走路共24分钟(重复8次)。

附表

步骤	锻炼时间(分钟)		重复		总时间(分钟)
	慢跑	走路	慢跑	走路	
1	1	1	12	12	24
2	2	1	8	8	24
3	3	1	6	6	24
4	4	1	5	5	25
5	5	1	4	4	24
6	7	1	3	3	24
7	10	1	2	2	22
8	12	1	2	1	25
9	15	1	2	1	31
10	20		1		20
11	25		1		25
12	30		1		30

锻炼过程中不应感到不适，如果有以下症状，要停止锻炼，并咨询医生：

◇ 严重的呼吸急促。

◇ 疼痛、压力，或胸部、手臂、下颌、颈部、肩部和背部疼痛。

◇ 不常见的极度疲劳。

◇ 头晕、昏厥或临近昏厥。

◇ 过多的心悸或心跳（非常快或非常慢）。

◇ 新的或明显加重的关节疼痛。

如果对这个信息或者自己的锻炼计划有什么疑问，请与医生沟通。

◉ 锻炼日志

做一个锻炼日志计划有助于我们坚持运动。

第一个条目是一个示例条目，每个人的记录都会有所不同。

日期	体重（kg）	运动前心率（次/分）	运动期间心率（次/分）	力量	运动时间（分钟）	活动项目	评论
04/06	75	60	120	10	30	走路	感觉不错

◉ 中医运动

八段锦

　　八段锦是一套独立而完整的健身功法。历史悠久,流传广泛,深受人们的喜爱,据说是岳飞与梁世昌所传。

　　八段锦对身体的好处简单概述为滋阴助阳、培元补气、疏通经络、活血生津,长期锻炼可强身健体,使人耳聪目明、延年益寿。用现代医学分析,就是活动全身关节、肌肉,调节精神紧张,改善新陈代谢,增强心肺功能,促进血液循环,从而提高人体的各项生理功能。

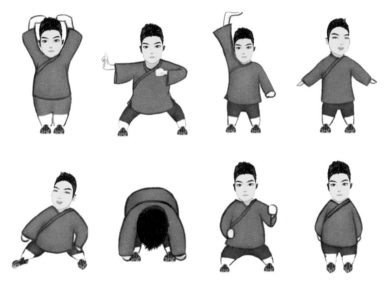

对心血管的作用

　　八段锦要求身体端正,气沉丹田。由于膈肌的运动幅度增大,当内脏形成了一个摩擦运动,既可消除腹腔瘀血,又可使上下腔静脉血液易于流回右心。高血压患者经过八段锦的锻炼后,可使血压逐步恢复平稳。

　　八段锦气贯丹田的深长呼吸,可使心率减慢,降低心肌氧消耗量。由于加强了全身血液循环,从而降低了心脏负荷,有利于心功能的改善。

呼吸系统

八段锦要求身正，含胸沉气，使呼吸深长，增加肺活量。八段锦采用的呼吸方法可增加肺的换气功能，有利于氧气和二氧化碳的交换。八段锦的定静作用和内脏按摩作用可使呼吸通道顺畅，可改善肺气肿和心肺的各种疾病。

八段锦是一套独立而完整的健身法。其中"双手托天理三焦"通过上肢的运动可带动肋骨上提、胸廓扩张、脊柱伸展、腹部肌肉牵拉，配合呼吸有助于改善呼吸功能和消化功能。练习八段锦可以帮助改善肢体的运动功能，平衡功能，缓解焦虑、紧张情绪。八段锦每段可做3~5次。

太极拳

太极拳作为国家级非物质文化遗产，传承意义大，习练受益无穷。

太极拳动作缓慢、平稳，讲究呼吸与动作配合。动作在起身、屈臂、手臂向内收、蓄劲时，采用吸气配合；动作在下蹲、伸臂蹬脚及手臂向外开、发劲时，采用呼气配合。简言之，动作外展为呼，内收为吸；动作沉降为呼，提升为吸；发劲时为呼，蓄劲时为吸。不管哪种呼吸，基本要领均为细、匀、深、长。太极拳锻炼中的节律性呼吸不仅能增强肺通气和换气功能，提高机体摄氧能力，同时能使肢体运动改善下肢肌肉力量、平衡能力等。

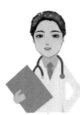

小贴士

常见的太极拳流派有陈氏、杨氏、武氏、吴氏、孙氏等，各派既有传承关系，也有各自的特点。太极拳的重要代表人物有施承志、陈正雷、杨振铎、李秉慈、孙婉蓉等。2020年12月，联合国教科文组织保护非物质文化遗产政府间委员会第15届常会将"太极拳"列入联合国教科文组织《人类非物质文化遗产代表作名录》。

第五章
心脏康复之饮食指南

　　盐的主要成分是氯化钠,吃太多的盐就会使人体摄入过多的钠离子。高盐饮食意味着高钠饮食,长时间保持这样的饮食习惯很有可能导致高血压。

◉ 什么是钠？

适量的钠可使身体需要的液体保持平衡。然而，大多数人摄入了比他们需要的更多的钠。降低钠的摄入量有助于降低血压，减少体内积聚的液体量。这可以帮助器官，如心脏、肾脏和肝脏，更好地工作。钠自然地存在于大多数食物中，如水果、蔬菜，以及生的、未加工的谷物。饮食中添加钠的主要来源是在烹饪过程中或在餐桌上的食物中添加的盐或氯化钠。钠的另一个来源是在食品加工或加工过程中添加的钠。

高钠食物包括午餐肉、奶酪和腌制食品。

低钠饮食是指每天钠的摄入量为2000mg或更少；每餐约摄入600mg的钠，或每一食品中摄入200mg的钠。

容易被忽视的钠		
项目	每100g	营养素参考值
能量	1487kJ	18%
蛋白质	12.0g	20%
脂肪	1.6g	3%
碳水化合物	72.0g	24%
钠	1032mg	52%

◉ 盐摄入过多的危害

盐摄入过多会使人体吸收过多的钠，容易使血压升高。盐的主要成分是氯化钠，吃太多的盐会使人体摄入过多的钠离子，而这些钠离子能提高血管壁细胞的兴奋性，使血管收缩性变强，血压升高。当血液中钠的含量增加时，渗透压的作用也会使血压升高。高盐饮食意味着高钠饮食，长时间保持这样的饮食习惯很有可能导致高血压。

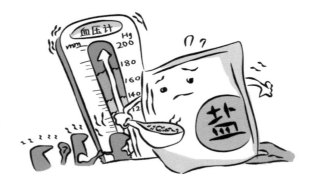

◎ 所有油类和脂肪都是有害的吗？

不论好的脂肪还是坏的脂肪都是高热量的。摄入大量的含油类和脂肪类的食物可导致体重问题，同样会导致其他健康问题，如心脑血管疾病。但你知道吗，某些脂肪比其他食物"更好"！比起其他食物，吃少量某些脂肪并没有坏处，如饱和脂肪。

不饱和脂肪	在室温下不饱和脂肪呈液态，包含以下几种： • 单不饱和脂肪：包括橄榄油、菜籽油、花生油等 • 多不饱和脂肪：包括玉米油、红花籽油、葵花籽油、芝麻油、大豆油、棉籽油等
饱和脂肪	饱和脂肪在室温下通常是固体的，一般存在于含动物脂肪的食物中，如肉、蛋和奶；但也不是绝对的，如棕榈油、椰子油、可可脂中也含有饱和脂肪
氢化脂肪	氢化是将液态油转变为固体脂肪的化学过程。氢化脂肪在室温下呈固态，常存在于白奶油、人造黄油、烘烤食品、休闲食品（如薯片、饼干）、加工食品和油炸食品中
反式脂肪	反式脂肪在室温下是固态的，存在于人造黄油、非乳制奶精、糕点、烘焙食品、休闲食品和一些糖果中

各种食用油的脂肪酸组成

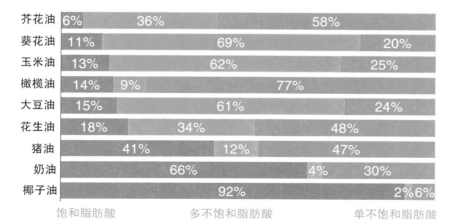

芥花油 6% 36% 58%
葵花油 11% 69% 20%
玉米油 13% 62% 25%
橄榄油 14% 9% 77%
大豆油 15% 61% 24%
花生油 18% 34% 48%
猪油 41% 12% 47%
奶油 66% 4% 30%
椰子油 92% 2% 6%

饱和脂肪酸　　　多不饱和脂肪酸　　　单不饱和脂肪酸

◉ 要分清哪些脂肪是"好的"，哪些脂肪对健康有害

要明白吃少量的脂肪是有益的。

要避免的脂肪

反式脂肪是最糟糕的脂肪，饱和脂肪和氢化脂肪仅次于反式脂肪。反式脂肪提高了坏胆固醇水平，即低密度脂蛋白胆固醇。低密度脂蛋白胆固醇是升高心脏病发作风险的胆固醇。

饱和脂肪会同时提高坏胆固醇（低密度脂蛋白胆固醇）和好胆固醇（高密度脂蛋白胆固醇）水平。

高密度脂蛋白胆固醇是一种有助于降低心脏病发作风险的胆固醇。

在许多食品中都含有饱和脂肪，如奶酪、比萨、汉堡包、牛排、炸玉米饼、冰淇淋等。

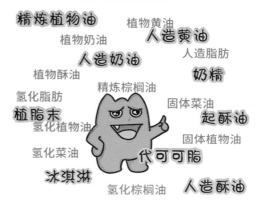

做好食物的选择

◇ 含坏脂肪多的食物：肉类，尤其是脂肪含量高的部位，如带皮的鸡肉等；全乳制品，如黄油、奶酪、冰淇淋、酸奶油；油炸类食品，如油条、麻花等。

◇ 含好脂肪多的食物：精瘦肉，包括90%的瘦牛肉；坚果，如黑芝麻、核桃等；多不饱和脂肪酸和单不饱和脂肪酸的油，如橄榄油；富含脂肪的鱼类，如鲑鱼、鲭鱼、鲱鱼、沙丁鱼、金枪鱼、旗鱼等。

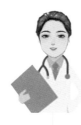

小 贴 士

- 咨询医务人员或营养师每天应进食多少脂肪。对于大多数健康人来说，通常的油脂极限是6茶匙（两汤匙）。
- 限制饱和脂肪和反式脂肪的摄入量。
- 在家里，首选健康的油。少量使用其他种类的油来提味。对大多数人来说，吃鱼比吃鱼油胶囊更健康。

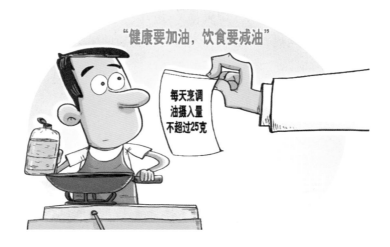

"健康要加油，饮食要减油"

每天烹调油摄入量不超过25克

◉ 认识高血脂

高血脂意味着血液里有很多脂肪，这种脂肪被称为脂质，高血脂也被称为高脂血症。

当身体产生太多脂质或者身体不能正常清除来自身体的脂质，或者两种均有，高血脂就发生了。

高血脂受遗传或生活方式的影响，并且通过吃的食物或者喝一些高脂肪、糖和酒的饮料，都会加重高血脂。

高血脂时，被称为胆固醇的特殊类型的脂质，会在血管（动脉）内壁逐渐形成涂层，这种涂层被称为斑块。斑块变厚、变硬并聚集造成动脉变窄，动脉内斑块的聚集能阻塞血液流向心脏、大脑或身体的其他部分，这个过程被称为动脉粥样硬化。动脉粥样硬化也称为动脉硬化。心脏的动脉（冠状动脉）因为斑块聚集引起的问题要早于其他动脉，部分阻塞的冠状动脉可能会引起胸痛，这种胸痛称为心绞痛。当斑块聚集完全阻塞血液流向冠状动脉时，急性心脏病就发作了。斑块阻塞动脉也可引起脑卒中、肾损害，或损害身体其他部位。冠状动脉疾病在老年人中更常见，但其可在任何年龄发病。附着在动脉内斑块的数量在同龄人中有很大不同，我们能通过改变生活方式来控制高血脂。选择健康的饮食、减肥、维持健康的体重、进行规律的锻炼是高血脂治疗方案的重要组成部分。

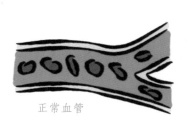

正常血管

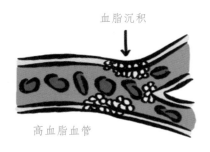

血脂沉积

高血脂血管

● 胆固醇

胆固醇存在于血液中,胆固醇主要由肝脏产生。胆固醇也可通过所食用的含有动物脂肪的食物进入人体内,如肉、蛋黄、猪油、含脂肪的乳制品。食用脂肪的种类和数量能影响人体产生的胆固醇。人体产生的胆固醇和吃的胆固醇会升高血液中的胆固醇水平。聚集在动脉壁上的斑块是胆固醇的重要组成部分,这种斑块会引起动脉粥样硬化。

总胆固醇包括血液中各种不同类型的胆固醇。代表胆固醇水平的总胆固醇本身没什么意义,有意义的是各种不同类型的胆固醇。

高密度脂蛋白胆固醇	高密度脂蛋白胆固醇为好胆固醇,可通过清除动脉壁斑块上的胆固醇来减缓斑块的生长。高密度脂蛋白胆固醇有助于防止动脉粥样硬化
低密度脂蛋白胆固醇	低密度脂蛋白胆固醇为坏胆固醇。当血液中有太多低密度脂蛋白胆固醇时,其逐渐会在动脉壁内聚集并形成斑块。斑块阻塞血液在动脉中流动,这可引起心脏病、脑卒中或其他器官衰竭
非高密度脂蛋白胆固醇	非高密度脂蛋白胆固醇是总胆固醇和高密度脂蛋白胆固醇之间的差。这就意味着高密度脂蛋白胆固醇是从总胆固醇中减去的。非高密度脂蛋白胆固醇比低密度脂蛋白胆固醇能更好地预测冠状动脉疾病、脑卒中或动脉粥样硬化。当甘油三酯超过400mg/dL或在200~500mg/dL时,非高密度脂蛋白胆固醇是有意义的测量

◉ 甘油三酯

在血液循环中，甘油三酯是另一种类型的脂质或脂肪。当体内有热量剩余时便会生成甘油三酯；如果糖和酒摄入过量，则机体也会生成甘油三酯。高甘油三酯水平是心脏病的危险因素。严重的甘油三酯升高会导致胰腺的疼痛性炎症，称为胰腺炎。

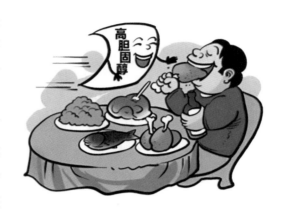

导致高甘油三酯水平的原因：肥胖或超重；缺乏体力活动；酒类摄入过多；过高的碳水化合物摄入量（超过60%的热量摄入），特别是碳水化合物是糖或精制淀粉，如白面包、白米饭、甜点和糖果；某些药物；遗传因素；其他疾病，如控制不佳的糖尿病或一些肾脏疾病；高于正常水平的血糖。

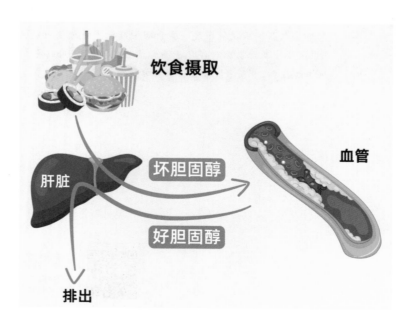

◉ 改善胆固醇和甘油三酯水平的生活方式

以下生活方式可改善血液胆固醇水平,降低甘油三酯水平。

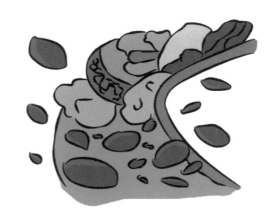

◇ 吃更多的植物性食品。植物性食品主要指植物或来自植物的食品,如粗粮、干豆类、蔬菜、水果。

◇ 减少总脂肪的摄入量。对于降低血液中的胆固醇来说,降低饱和脂肪的摄入量是重要的,同时减少总脂肪的摄入量有助于减少多余的热量,并有其他的健康获益。

◇ 减少饱和脂肪的摄入量。饱和脂肪会增加血液中的胆固醇含量。

◇ 食用数量有限的不饱和脂肪。首选单不饱和脂肪,多不饱和脂肪是可以接受的。

◇ 限制胆固醇高的食物。

减掉多余的体重,保持健康的体重

◇ 限制高饱和脂肪的食物和热量。

◇ 吃适量的食物。

◇ 保持固定的生活方式,而并非短期节食。

◇ 让体育运动和有氧运动成为日常生活的一部分。有氧运动是一种能增加呼吸和心率的活动;有氧运动可促进心血管健康,并有助于降低血压。

◇ 不吸烟。

降低甘油三酯的方法

◇ 减少或避免酒类摄入。

◇ 减少糖、含糖食品和饮料的摄入量。如加糖的烤制食品、蛋糕、谷物、饼干、糖果、果汁、汽水、糖浆。食用纤维含量高的碳水化合物，包括饮食中的碳水化合物，如糙米、豆、豌豆、豆类蔬菜、全麦面包、谷物、椒盐脆饼、低脂饼干。少食精制淀粉的碳水化合物，精制淀粉是指在加工过程中从粮食中除去麸皮、壳和纤维，如白面粉、白面包、白面条、白米饭和那些不含纤维的谷类食品。

◇ 控制糖尿病。如果患有糖尿病或高血糖，请控制血糖水平，这可能有助于降低甘油三酯。碳水化合物是饮食中热量的主要来源。有两种类型的碳水化合物，即简单的和复杂的。简单的碳水化合物是指糖和精制淀粉；复杂的碳水化合物来自高纤维食物，如全麦、整个水果、蔬菜等。

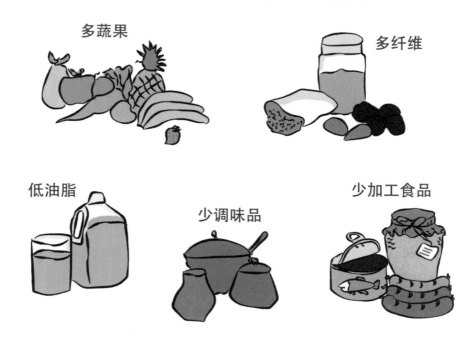

◉ 选择食物的准则

蛋白质每天的食用量不超过6盎司(1盎司≈31g),如煮熟的瘦肉、鱼或去皮的家禽白肉。每周至少吃3次非油炸的鱼、深海或者冷水鱼,如沙丁鱼、鲑鱼、金枪鱼、鲱鱼和冷水鳟鱼,它们是OMEGA-3油脂的丰富来源。

多吃含植物蛋白的食物,少吃含动物蛋白的食物,如肉类、蛋类、乳制品。豆类、豌豆或扁豆,还有全麦,是蛋白质和纤维的良好来源。可试试"低肉"菜组合,如豆类、豌豆、小扁豆或全谷物和少量的肉类、家禽、鱼类。

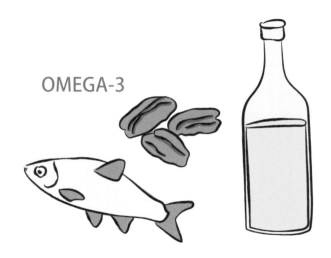

全素食是必不可少的。全素食是未精炼的、未加工的新鲜蔬菜、水果和谷物,尽可能接近于它们的原生态。整个或新鲜的水果和蔬菜比这些食物的汁要好。谷类是植物的种子,当其完整的时候,包含原始谷物的所有部分(胚乳、胚芽和糠)。谷物的这些部分含有丰富的营养和纤维。当谷物精制加工后,大部分纤维和营养被去除。吃全谷物有助于降低低密度脂蛋白胆固醇。寻找100%的全谷物或全麦,不只是小麦,一个健康的全麦饮食每份应至少含有3g纤维,不超过2g脂肪。

纤维是水果、蔬菜和谷物的一部分，不能被消化。纤维存在于表皮或脱皮、麸皮、种子和全植物性食品的膜中。纤维有助于降低低密度脂蛋白胆固醇和甘油三酯水平。纤维存在于全植物性食品中，包括新鲜的水果和蔬菜、全谷物食品。全谷物食品包括高纤维谷物、含纤维的面包、糙米和全麦面食。

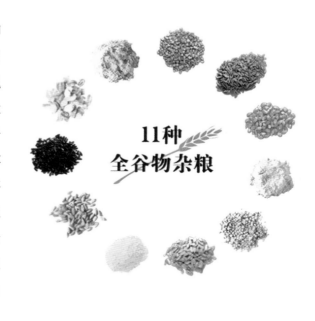

11种
全谷物杂粮

限制高胆固醇的食物，每周吃不超过 3 个鸡蛋黄。避免吃动物内脏，如肝、舌、心脏、胰腺、大脑、胃。

甾烷醇和甾醇是化学结构相似的胆固醇，普遍存在于一些种子、坚果、植物油和全谷物中。甾烷醇和甾醇是被添加到食物和饮料中的，如人造黄油和酱。当食用低脂肪、低饱和脂肪、低胆固醇和高纤维饮食时，甾烷醇和甾醇可能有助于进一步降低低密度脂蛋白胆固醇。

含有纤维、鱼油或坚果的食物具有可溶性纤维，如燕麦和大麦，有助于降低肠道对胆固醇的吸收，以降低胆固醇的产生。果胶是可溶性纤维的另一种形式，有助于降低胆固醇。苹果含有丰富的果胶，有助于降低胆固醇，改善心脏的状态。苹果还含有多酚，这是抗氧化剂，有助于减少血管壁内的炎症。可以把鱼和OMEGA-3脂肪酸及其他产品相结合，鱼油不影响胆固醇水平，但它可能会降低由心血管和脑卒中所致的猝死风险。橄榄油、杏仁和其他坚果也可降低血液中的胆固醇。核桃也可保持血管健康。

橄榄油和坚果油是健康饮食的一部分。

◉ 在烹饪过程中降低脂肪

降低烹饪时的脂肪量：

◇ 使用很少或不含脂肪的烹饪方法，如烤、烘焙、水煮、蒸、清炒或微波炉加热。对于不含脂肪或含有很少量脂肪的食物，用不粘锅或用少量的橄榄油、菜籽油或花生油擦锅面，这有助于防止低脂食物粘到锅面上。

◇ 用几勺肉汤、水或料酒代替油煸炒。

◇ 在烹饪家禽和其他肉类之前，把看到的脂肪剔除。当肉变为褐色后，脂肪就从肉中排出来了。

◇ 用蛋清或鸡蛋替代品代替烘烤食物的全蛋。在大多数食谱中，两个蛋清能代替一个全蛋。

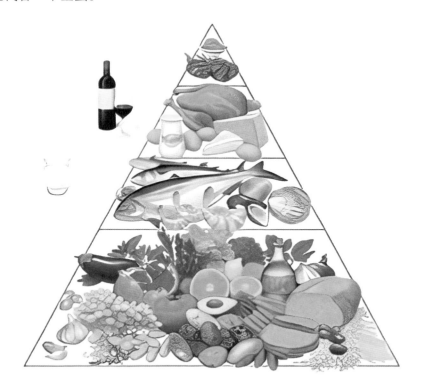

◇ 使用低脂或无脂沙拉酱代替油和醋汁。

◇ 避免复杂的酱汁或肉汤。

◇ 在汤中多放点干豆、豌豆、大米、面条、谷物，会使汤更有营养。

◇ 使用低脂奶油汤或低脂食谱来降低主菜和砂锅菜的脂肪。

◇ 冷藏汤，经过蒸煮炖的肉汤脂肪漂浮在上面变硬后，除去脂肪。

◇ 用无脂沙拉酱或酸奶代替沙拉中的沙拉酱。三明治添加芥末或辣根调味。用水果泥取代烘焙食品的脂肪，用备好的婴儿食品取代脂肪食品，这为取代脂肪食品提供了更好的选择。

◇ 食用药草和香料：药草和香料浓郁的风味可弥补缺少脂肪的不足。

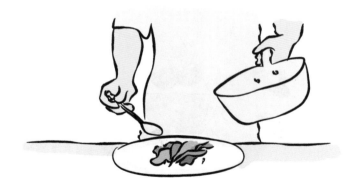

◉ 食品安全

食物中的细菌能使人致病，当食物准备不当，食物中的细菌就会大量繁殖。

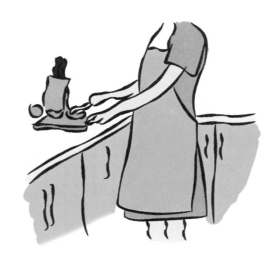

以下事项可帮助预防食源性疾病，以保证食品安全。

◇ 在准备食物或吃东西前，先洗手，用干净的毛巾擦干。如果没有肥皂水和毛巾，可以用无水乙醇洗手液清洁双手。

◇ 保持食物的准备区干净，用热水清洗表面，或者肥皂水冲洗表面并去除残留肥皂水。

◇ 当备餐时，生肉、家禽、鱼、鸡蛋远离已准备好的食物，使用单独砧板、餐具和盘子。

◇ 冰箱里的解冻肉、店里的解冻肉应放在其他食物的下面，以确保这些肉不会污染其他食物。

◇ 不要将热的或冷的食物在室温下放置超过 2 小时。保持热的食物热、冷的食物冷。

◇ 烹饪食物时应保证足够的温度及足够长的烹饪时间，以杀灭有害细菌。烹调肉类时应使用肉类温度计。

◎ DASH 饮食

DASH 饮食是近年来国际上极为推崇的一种饮食方法，是唯一被纳入美国最新高血压教育计划手册的一个经科学及临床试验证实能有效降低血压的饮食疗法，与减钠、减重、运动、节制饮酒并列在生活疗法中。依照 DASH 饮食模式，2 周内血压明显下降，8 周后降压药物可以减量。美国国立卫生研究院（NIH）的国立心肺血液研究所主持的两个大型多中心试验表明，DASH 饮食可明显降低血压。

传统的生活方式与膳食疗法主要包括减重和减钠（不吃太咸）。一般而言，肥胖型高血压患者若能成功减重，并维持体重，降压的效果很好。减少盐的摄入，一般而言，有中度降低血压的效果。以上两种做法，若要达到理想的降压状态，对许多人都有一定的难度。DASH 饮食即降压治疗饮食方法，强调高血压病患者

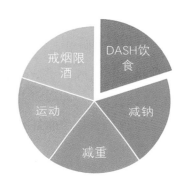

应多吃东西，而不只是一味地强调这个不能吃、那个不能吃。DASH 饮食是一种强调增加水果、蔬菜和低脂肪饮食，减少肉类、饱和脂肪和含糖饮料摄入的饮食方法。虽然也强调清淡饮食，但不涉及强力地减钠（减盐到完全无味道的状况）或减重（体重控制）这两个一般人比较难以做到的项目。当然在执行 DASH 饮食的同时，若能更进一步减钠并减重，降血压的效果会更好。

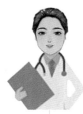

小 贴 士

DASH 饮食的原理是使用高钾、高镁、高钙、高膳食纤维、不饱和脂肪酸丰富、饱和脂肪酸节制的饮食，以多种营养素的搭配，全方位地改善健康来达到降血压的目的。

◎ DASH饮食包含的六大类食物

DASH饮食包含六大类食物（蔬菜类、水果类、脱脂/低脂奶类、蛋白质含量高的食物类、五谷杂粮类、油脂及核果种子类），强调多吃食物的天然滋味，少放盐。

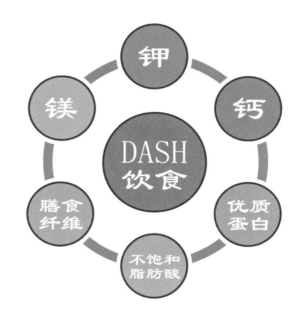

各大类食物的比例和可选择的食材如下：

◇ 多进食蔬菜、水果、高蛋白食物，比一般人再多些。

◇ 五谷杂粮建议比一般人的量略少些，而且尽量选用含麸皮的全谷类（未加工的谷类）。

◇ 奶类的量和一般人相当，但最好是饮用脱脂奶，因为全脂奶中的脂肪含饱和脂肪酸太多。

◇ 多吃蛋白质丰富的食物（如豆制品、鱼肉、家禽、海鲜、虾等），少吃红肉（也就是家畜类），蛋（或鱼卵/带壳海鲜）要适量。

◇ 核果种子等坚果类食物每天最好进食一小把（约一汤匙）。

◇ 烹饪时尽量不使用动物油，而是使用植物油，如葵花籽油、橄榄油、红花籽油、玉米油等。用油量要少，高血压患者或高危险人群应多选择烹饪用油少的菜肴，如凉拌、清蒸、水煮、汤涮的菜肴，油炸食物必须少吃或不吃，炒的菜肴一餐一道即可。

◉ DASH饮食食物的选择和吃法的建议

五谷杂粮类:至少2/3的全谷类

◇ 每天的主食尽量(三餐中有两餐)选用未经精制加工的全谷类,如糙米、五谷米、麦片粥、全麦吐司、全麦馒头、杂粮面包。

◇ 豆类和根茎淀粉类食物算作非精致主食,可搭配食用,如红豆汤、绿豆薏仁粥、黄豆饭、烤番薯(红薯)、蒸芋头、烤马铃薯(土豆)等。

◇ 每天可以有一餐少量食用精米精面,如米饭、面条、米粉等。

◇ 也可以在大米中加入2/3的全谷类、豆类、根茎类来达到"尽量食用全谷类"的目的。

奶类

◇ 以低脂或脱脂奶类及乳制品为主,如脱脂奶、低脂鲜奶、低脂酸奶、低脂奶酪等。

◇ 除了直接喝牛奶外,亦可将低脂鲜奶或脱脂奶粉加入燕麦、麦片煮成牛乳燕麦粥、麦片牛奶粥。

◇ 可将三汤匙奶粉加入100%蔬菜汁做成一杯蔬菜牛奶汁。

◇ 可将低脂奶酪覆盖蔬菜做成焗烤蔬菜。

◇ 低脂鲜奶也可入汤,如玉米浓汤。

◇ 不耐乳糖的患者建议选取零乳糖的低脂奶类产品。

蔬菜：每餐2~3样蔬菜，要多样化

◇ 深绿色的蔬菜每天必不可少。

◇ 除了叶菜类，还可选择各种不同口感的蔬菜，如瓜类滑脆，菇蕈类柔软多汁，根茎类、笋类有嚼劲，将1~2样蔬菜与水果打成蔬果汁。将菜入饭，做成菜饭，不会感觉吃了很多菜。

水果：每天5份，鲜果、果干搭配食用

◇ 新鲜水果。

◇ 一两份果干，如葡萄干。仔细检查配料，最好不加糖。

油脂类

烹调油要选择好的植物油，如色拉油、葵花籽油、橄榄油、玉米油、花生油，这些常见的植物油均可用来烹饪；动物油最好减少食用。

◇ 不吃油炸食物。

◇ 每餐一道油炒的菜即可，凉拌、清蒸、水煮、汤涮的烹饪方法均可搭配使用。

蛋白质丰富的食物：每天5~7份，避免红肉

◇ 以豆制品、不带皮家禽、鱼虾为主，平均分配，多食用植物蛋白更佳。

◇ 家畜类红肉少吃。

◇ 鱼虾以外的海产、动物内脏、蛋类胆固醇含量高，不建议多食（胆固醇不高的人可以弹性选择）。

坚果种子类:每天1份(约10g,不含壳重),作为零食、打入果汁或入饭

◇ 花生、核桃、杏仁、开心果、腰果直接吃或撒在色拉等菜肴上。

◇ 炒熟的黑、白芝麻撒在米饭、蔬菜或肉类菜肴上。

◇ 芝麻粉、花生粉拌入牛奶。

◇ 一些核果种子可装在小盒子里,随身携带,当作点心食用。

◇ 选购时避免过咸或含糖的坚果。

DASH饮食概念强调多摄取钙、镁、钾,不过高钾的饮食不适合肾脏疾病患者,肾脏疾病患者应先咨询医生或营养师。

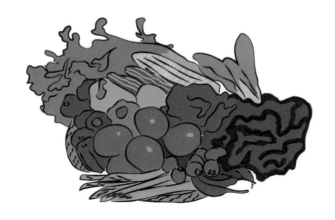

第六章
心脏康复之心理指南

心脏康复是一项关注心脏病患者身体和心理健康的综合性治疗计划。因为心脏病常常对患者的心理状态产生负面影响，所以心理健康在心脏康复中扮演重要角色。

◉ 了解心脏病对心理健康的影响

心理因素在心脏康复中起着关键的作用，因为心脏病不仅仅是身体上的问题，也对心理健康产生深远影响。

心脏病对心理健康的影响

心脏病的诊断和治疗过程本身可能会引起焦虑、抑郁和恐惧。这些心理状态不仅会给患者的心理健康带来负面影响，也可能对康复进程产生不利影响。因此，在心脏康复过程中关注和处理心理健康问题至关重要。

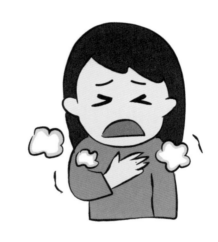

心理因素影响行为改变

心脏康复的关键目标之一是帮助改变不健康的生活方式、行为习惯，例如改善饮食、增加体力活动、戒烟等。然而，这些行为改变往往涉及心理层面，例如意志力、动机、自信心和自我效能感。心理因素的支持和干预有助于患者在康复过程中坚持积极的行为改变，并增加成功的机会。

应对心理压力和情绪管理

心脏病及其治疗过程可能带来诸多心理压力，如担心疾病复发、对未来的担忧、对变化的适应等。同时，患者可能经历抑郁、愤怒、恐惧、挫折感等复杂的情绪。有效的心理支持可帮助患者学会应对这些心理压力和情绪，提高情绪管理和应对能力，有助于减轻不良心理反应并提高康复的质量。

◉ 心血管疾病与焦虑、抑郁等心理症状的关联

焦虑和抑郁是常见的心理健康问题，据估计，每年有数百万人受其影响。除了影响心理健康外，焦虑和抑郁还会影响身体健康，特别是心血管健康。

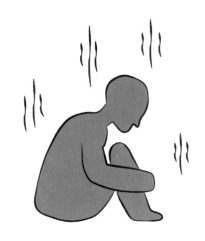

据世界卫生组织数据显示，全球抑郁症患者高达 3.22 亿。国家卫生健康委员会 2020 年资料显示，我国抑郁症患病率达 2.1%，焦虑障碍患病率为 4.98%，抑郁和焦虑患病率近 7%。

在心血管疾病的患病人群中，焦虑和抑郁的患病率则更高。心血管疾病患者中抑郁的患病率要高于一般人群，焦虑患病率高于抑郁患病率。

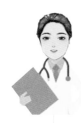

小 贴 士

心理因素在心脏康复过程中至关重要。通过关注患者的心理健康、支持行为改变、提供情绪管理技巧和社会支持，可帮助患者缓解焦虑、抑郁和其他心理问题，并提高其康复成功的机会。

◉ 使用心理评估工具

心脏康复计划中的心理支持旨在帮助患者缓解焦虑和抑郁，提高心理健康水平。通常医生会进行心理评估，并根据评估结果制订个性化的心理康复计划。

◇ 一般使用标准化问卷或评测工具，可通过《匹兹堡睡眠质量指数（PSQI）》联合《躯体化症状自评量表》了解心血管疾病症状和睡眠情况，如发现症状加重需及时调整药物方案；采用《简易精神状态评分表（MMSE）》初步识别是否存在精神心理障碍。

◇ 之后对患者进行焦虑（GAD-7）和抑郁（PHQ-9）自评量表评估，如发现有中度（PHQ-9 或 GAD-7≥10 分）以上焦虑和（或）抑郁情绪，患者要主动联系自己的心脏康复团队，接受积极的抗抑郁药物治疗。

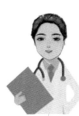

小知识

匹兹堡睡眠质量指数（PSQI）是美国匹兹堡大学精神科医生 Buysse 博士等于 1989 年编制的。该量表适用于睡眠障碍患者、精神障碍患者评价睡眠质量，同时也适用于一般人睡眠质量的评估。

◉ 药物治疗方案

要维持心理健康,很重要的一部分是遵循治疗计划,其中可能包括治疗预约处方药。首先,治疗师、心理医生或其他参与治疗的人共同制订治疗方案并坚持下去是极为重要的。其次,按规定服用药物。许多药物必须定期服用才能充分发挥药效。

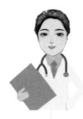

小贴士

- 不要在未咨询医生的情况下改变药物或剂量。
- 患者应告知医生正在服用的所有药品。列出药物清单,并根据需要参考。
- 患者需要了解在什么时间及为什么要服用药物。
- 知道药物可能的副作用,在服用药物期间不要饮酒。

◉ 抗焦虑、抑郁常用药物及其心血管安全性

抗抑郁药物分为第一代和第二代:第一代包括单胺氧化酶抑制剂(MAOI)和三环类/四环类抗抑郁药(TCA),第二代抗抑郁药包括选择性5-羟色胺再摄取抑制药(SSRI)、选择性去甲肾上腺素再摄取抑制剂(SNRI)和非典型抗抑郁药。

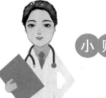

小 贴 士

　　值得注意的是，抗抑郁药物与抗焦虑药物并非根据其作用绝对分类，大部分抗抑郁药如阿米替平、氟西汀、帕罗西汀、舍曲林、艾司西酞普兰与文拉法辛同时具有抗焦虑作用，而抗焦虑药物，如坦度螺酮、丁螺环酮等则同时具有抗抑郁疗效，这些药物统称为抗抑郁焦虑药物。

单胺氧化酶抑制剂

　　单胺氧化酶抑制剂是最早用于临床实践的抗抑郁药物。尽管这些药物能有效改善抑郁症状，但各种不利的副作用和药物相互作用大大限制了其在临床上的应用。

三环类/四环类抗抑郁药

　　这类药物是临床上治疗抑郁症最常用的药物之一。代表药物有丙咪嗪、阿米替林、去甲替林、多塞平、氯米帕明等。但这类药物有一定的心血管副作用。总之，这类药物显然不是治疗脑血管疾病患者抑郁症的首选。

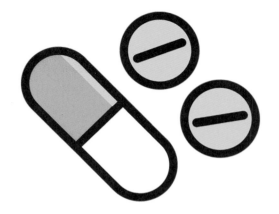

选择性5–羟色胺再摄取抑制药

对心血管疾病并发抑郁的患者来说,第二代抗抑郁药物更为适用。常用药物有氟西汀、帕罗西汀、舍曲林、西酞普兰、艾司西酞普兰等,是大多数情况下的一线抗抑郁药物。因为与其他抗抑郁药物相比,它们更安全,无毒水平的范围也更大,心血管不良事件通常也比较轻微。

选择性去甲肾上腺素再摄取抑制剂

选择性去甲肾上腺素再摄取抑制剂代表药物有文拉法辛、瑞波西汀、托莫西汀、度洛西汀等,在基本作用机制和临床副作用方面与SSRI有许多相似之处。去甲肾上腺素和5–羟色胺水平升高可加速心脏交感神经活动,导致心率和全身血压轻微增加。

非典型抗抑郁药

非典型抗抑郁药主要有米氮平、阿戈美拉汀、布洛芬、奈法唑酮、特拉唑酮等,是一些具有独特作用方式的药物,通常用于对常规药物治疗没有反应或不能忍受其副作用的患者。一般来说,这些药物对心血管的副作用很小。

◉ 了解药物的副作用

如果患者不能耐受药物的副作用,要与医生沟通,调整治疗方案。抗抑郁药物的副作用大多不会持续很长时间,会慢慢缓解。以下介绍一些常见药物的副作用和缓解方法。

便秘

便秘要多吃新鲜的水果和
蔬菜,适量喝水。

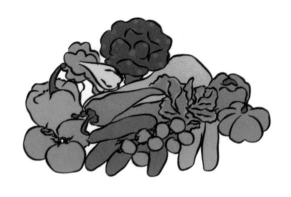

头晕头痛

头晕头痛是常见的药物副
作用,适应以后会得到缓解。
使用新的剂量时,一定要慢慢
躺下、慢慢起来。

嗜睡

嗜睡通常在几周内消失,已知的抗抑郁药物多数会引起嗜睡,最好在睡前服用。如果感觉昏昏欲睡,不要开车或者操作重型设备。

口渴

如果出现口渴,可喝水或者嚼无糖口香糖,每天清洁牙齿。

恶心

恶心是短暂的副作用,减少第一周的药物服用量或改为饭后服用可能会有所改善。如果感到痛苦或者任何不适,以及意外的药物副作用,如焦躁不安且愈加剧烈,请尽快就医,询问医生。

视觉模糊

视觉模糊可能会在几天内消失,但如果病症继续且感到疼痛,患者应尽快就医。

排尿困难

一些药物可能会导致患者尿流较弱,如果感到疼痛或者排尿极为费力,要询问医生。

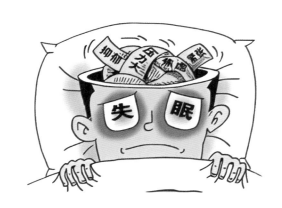

失眠

失眠患者可向医生咨询,适量摄取一些助眠药物。

性障碍

患者若出现性障碍,请咨询医生,以获得帮助。

出汗

出汗是神经失调的常见表现,随着患者情绪的改善会缓解。

自杀倾向

重度抑郁患者可能会有自杀倾向,要尽快寻求帮助,告诉家人、朋友,并及时就医。重度抑郁患者的家人要时刻关注患者,一旦发现异常,请及时就医。

◉ 如何应对焦虑、抑郁和其他负面情绪？

深呼吸和放松训练

深呼吸是一种简单而有效的放松技巧，可帮助平衡自主神经系统，减轻焦虑和紧张情绪。通过深呼吸，可缓解身体紧绷状态和心理压力，促进内心的宁静和平静。

认知重构

认知重构是认知行为疗法的核心技术之一，通过识别和纠正消极和扭曲的思维模式，改变对事物的看法和解释，这可帮助减少负面情绪并培养积极的思维模式。

活在当下

焦虑和抑郁常常与过去的悔恨和未来的担忧有关。要意识并专注于当下的感受和经验，而非过去或未来的负面情绪，可减少焦虑和抑郁的发生。

恢复身体活动

身体活动对心理健康至关重要。建议参与适度的运动，如散步、瑜伽、慢跑等，以促进身体释放内源性激素和增强心理愉悦感。

社交支持和沟通

患者应与亲友分享自己的感受和困扰，寻求社交支持可减轻焦虑和抑郁情绪。有人倾听和理解可减轻心理压力并提供情感上的支持。

自我照顾和放松活动

　　鼓励培养并保持健康的生活方式,包括规律的作息时间、良好的饮食习惯和充足的休息。同时,提倡做令自己感到愉悦和放松的活动,如阅读、听音乐、艺术创作等。

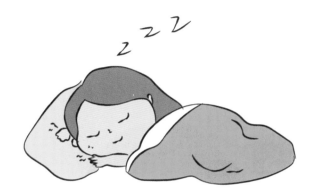

寻求专业支持

　　对于严重的焦虑、抑郁和其他负面情绪,寻求专业心理医生或心理治疗师的支持是至关重要的。他们可提供个体化的心理治疗和支持,帮助患者处理情绪困扰并恢复心理健康。

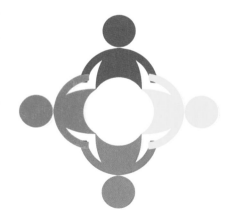

　　这些技巧和方法是常见的应对焦虑、抑郁和其他负面情绪的方式。然而,每个人的情况和需求不同,因此建议寻求专业医生的支持,根据个体情况制订适合的心理干预计划。

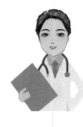

寻 求 帮 助

　　当你意识到最近状态不好时，首要的是立即去获得帮助。与医生谈论你的症状并了解对你来说什么是紧急情况。及时获得帮助是最有效的方式。

　　第一步是联系已经确认过的能给予你支持的人。这个人能听你诉说，理解你的感受，在需要的时候陪伴你，并且指导你从你的医生那里得到帮助。

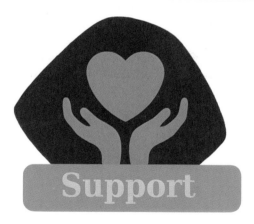

下面是一些患者家人或朋友等与患者用于交流的一般准则：

◇ 注意非语言暗示，如面部表情、姿势。

◇ 要有耐心，说话尽量缓慢而平静。

◇ 不要居高临下，疾病并不会让人变傻。

◇ 直接一点，但不要太强势。

◇ 鼓励患者去描述别人怎样可以帮助他。

◇ 了解患者正在复发的症状。

◇ 通过互相更有效的交流，患者家人或朋友可以一起努力创造一个能帮助患者的环境。

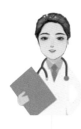

小 贴 士

　　通过创造支持性环境,理解家庭成员的疾病和症状,以及学会交流,这能帮助家人控制患者的症状,降低住院的可能性,还可以学会如何应对疾病。

◇ 管理好环境中的压力和刺激。

◇ 通过与患者合作应对疾病。

◇ 引领健康的生活方式。

◇ 通过遵守约定和服用药物来严格执行治疗计划。

◇ 当症状出现后监控好患者。

◇ 保持沟通渠道的通畅。

◇ 让患者知道在什么时候寻求进一步的帮助。

◇ 除了支持所爱的人,也为自己花些时间。

◇ 为自己规划时间。

学会这些,我们会更关注自己与家人的心理问题。

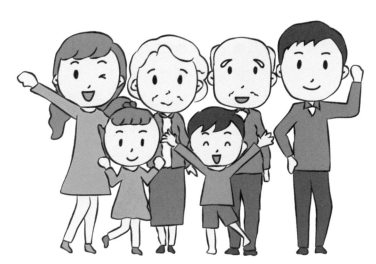

◉ 了解压力因素与心血管疾病

　　压力被定义为对环境变化的主观感知，当个体对环境变化产生不适应时，即会产生压力应激。压力应激可分为急性压力应激与慢性压力应激。

急性压力应激

　　对于急性压力应激的研究主要集中于自然灾害及短期情绪变化。有证据证实，自然灾害与非自然事件（如战争、恐怖袭击等）发生后，心血管事件的发生率显著升高，例如诱发心肌梗死等不良心血管事件。

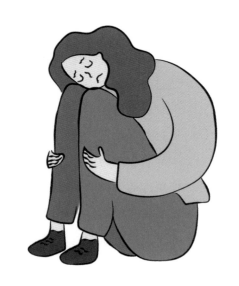

慢性压力应激

　　慢性压力应激来源于多方面。长期的工作压力、不利的社会经济因素，以及焦虑、抑郁等慢性精神疾病均可形成慢性压力应激。它会持续数月至数年，并导致心血管疾病等不良健康后果。慢性压力应激也加强了传统冠心病危险因素的影响，如慢性压力应激会引发不健康的饮食习惯。还有研究分析显示，慢性压力应激与较高的吸烟率有关。由此可见，慢性压力应激也可通过传统危险因素间接诱发冠心病。

　　产生心理压力时，个体以消极应对方式应对，会刺激进入紧张应激状态，一直增强下丘脑的兴奋性，进一步促使个体防护反应及心血管高水平活动状态。长此以往，会诱发心血管疾病。

压力源

压力源又称应激源或紧张源。自身的压力源称为内因性压力源,包括疾病、痛苦、罪恶感、不良自我概念等;环境性压力源称为外因性压力源,包括热、冷、噪声、灾害等刺激情境。当处于压力下时,人体会做出应激反应。如果长期处于这种状态或短时间内受到极强压力刺激,个体承受能力远不足以达到环境要求,就会产生一系列问题,如抵抗力下降、精力损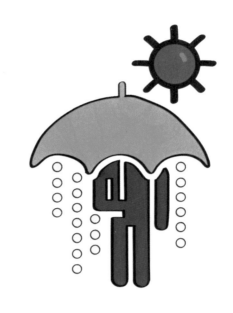耗等,使得人体出现不舒适的生理、心理紧张状态,如失眠、头痛、高血压、焦虑、抑郁等,甚至罹患心身疾病。

常用的抗压与放松技巧

外因性压力源主要来源于人际关系,这需要学会做减法,远离不必要或对自己有负面影响的人际交往,注重团队合作,发挥不同人员的优势,应对工作中的问题。

内因性压力源则往往来自心理冲突和对自我的不合理认知。消除和减弱内因性压力源的方式是调整自己的期望值,客观看待自己的优势和弱项,在充分发挥自己优势的同时,接纳自己的弱项。

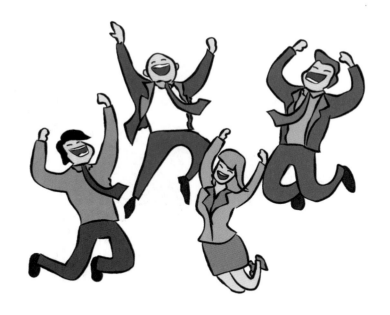

　　在增强自身抗压能力方面，最有效的方式是通过有氧运动等自律行为，让身体释放内啡肽，从而调节神经内分泌系统，达到缓解痛苦、抑郁和振奋精神的目的。也可通过听音乐、冥想、控制呼吸法、读书、养动植物或睡觉等方法来帮助自己转变对压力的负性认知。

　　除此之外，日常生活中还要保持稳定的生活节奏，避免不规律作息、熬夜、暴饮暴食、过度社交应酬等不良习惯。养成丰富且规律的生活习惯，从而提高心理免疫力。

◉ 如何自我排解压力？

　　◇ 用积极的态度面对压力。轻快、舒畅的音乐不仅能给人美的享受和艺术熏陶，还能使人的精神得到有效放松。可多聆听一些优美的乐曲来消除精神的疲惫。

　　◇ 学会取舍、倾诉发泄释放自己，解开自己的心结。

　　◇ 适度转移和释放压力。适当的运动可使原本紧张、焦虑的心情转移，并且在运动后使压力得到释放，让自己感到更轻松。

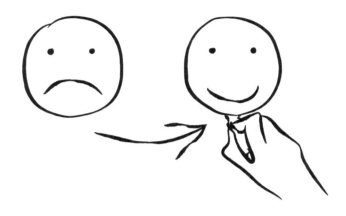

综上,通过自主神经系统来调节情绪、压力应激所致的心血管系统变化,改善预后,从而减少心血管疾病的发生、发展。

◉ 建立患者之间的互助小组,鼓励分享经验和互相支持

在心脏康复小组会议上,患者可分享彼此的经验和情感,互相支持。在这个安全的环境中,患者可获得情感上的理解和鼓励,从而减轻焦虑和抑郁。

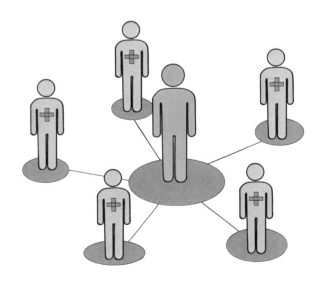

◉ 定期评估心理健康状况和康复进展

在康复过程中，心脏康复团队将定期评估患者的心理健康状况，并适时调整心理支持计划。康复团队应鼓励患者在整个康复过程中保持沟通和反馈，以确保患者得到持久的心理康复。同时根据患者的需要和进展调整心理支持计划，以提供长期的心理跟踪和支持，确保患者获得持久的心理康复。

扫码获取

○ 健康贴士 ○ 推荐图书
○ 读者社群 ○ 视频讲解

第七章
特定患者的心脏康复

不同心脏病患者具有不同的特征，因此心脏康复方面也会略有不同，如注意事项、锻炼计划。尤其是伴有基础疾病的患者更要注意饮食、运动、药物等对自己的影响，要遵医嘱。

第一节   心脏手术后运动和体力活动指导

◉ 心脏手术后运动和体力活动指导

运动有助于心脏术后恢复。如果经常运动,能增加运动耐力并更快恢复正常活动。定期运动可降低患心脏病的风险。

心脏手术后所能做的运动量取决于多种因素,包括心脏手术类型及手术前的身体素质水平。在恢复的最初几周内可能会出现不同程度的不适,并且有一些活动会受限。

本节将讨论以下内容:

◇ 身体活动及运动对心脏术后人们的好处。

◇ 适当的活动水平。

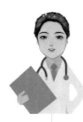

定 期 锻 炼 的 好 处

- 更健康。
- 减少胸痛、疲劳和气短。
- 减少压力、紧张和抑郁。
- 减少心脏病的危险因素。例如,运动有助于减少高血压、肥胖、高胆固醇、高甘油三酯及高血糖的发生。
- 增加幸福感。
- 提高生活质量。
- 延长寿命。

◇ 停止运动的警告症状。

◇ 一个心脏健康运动系统的不同组成部分。

◇ 心脏康复系统。

几乎人人都可以从定期锻炼中获益。如果对运动康复有任何疑问,可以向心脏康复团队成员咨询。

◉ 身体活动或运动时的警告症状

如果有下列任何警告症状,请停止活动或运动,直到症状消失:

◇ 严重的气促。

◇ 新出现的疼痛、压迫感或胸痛、胳膊痛、下颌痛、颈部与咽喉痛、肩膀痛或背痛。

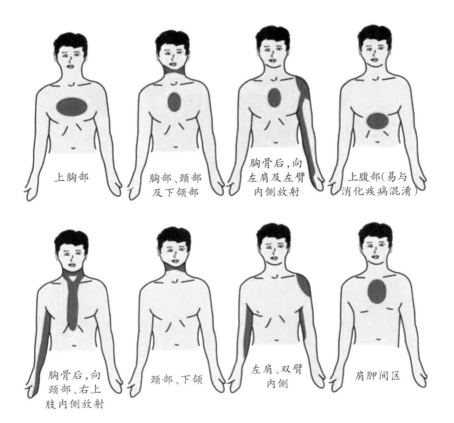

上胸部

胸部、颈部及下颌部

胸骨后,向左肩及左臂内侧放射

上腹部(易与消化疾病混淆)

胸骨后,向颈部、右上肢内侧放射

颈部、下颌

左肩、双臂内侧

肩胛间区

　　◇ 极度疲劳：一般在运动后30~60分钟内恢复。

　　◇ 持续数秒钟的头晕或眩晕。

　　◇ 心律失常或心脏扑动。

　　◇ 严重的、新出现的关节或肌肉痛。

　　◇ 心脏手术前出现过的症状。

　　如果出现任何上述警告症状，请及时联系心脏康复团队成员。

◉ 一般体育活动

　　准备出院时，心脏康复团队会与患者一起评估患者的需求。

　　心脏康复团队在患者出院前帮助患者决定是否需要过渡期康复或长期康复，他们也可以帮助患者获得家人的帮助。

　　如果患者准备出院，心脏康复团队会帮助患者制订头几周的康复计划。

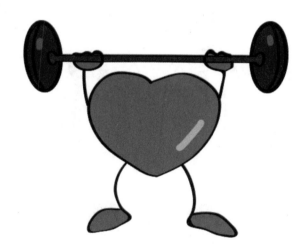

活动

　　心脏手术后6~8周，患者会有一些活动限制。遵照医生的嘱咐。如果为心脏开胸手术，则手术后8周内不推、不拉、不提4.5kg以上的重物。

　　从医院回家后，患者不要承担过多的家务。

　　几周后通过心脏康复评估，患者才可以开始做轻松的家务、爬楼梯、参观

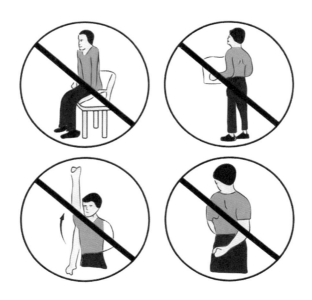

等。还可以乘短途的汽车旅行。但坐着时不要跷二郎腿。

驾驶和乘坐

　　刚出院的患者，尽量选择乘车回家。心脏术后患者乘车时，如果坐在副驾驶必须使用安全带的时候，建议在安全带后垫上小枕头，来缓冲对胸骨的压力，并且将座位尽量往后调节。

　　经过门诊复查医生评估病情后，如果允许患者驾车，患者也要避免长时间连续驾驶。另外，还要注意保持轻松驾驶，不要着急，尽量避免路面情况复杂的道路、高速路及夜间驾驶。

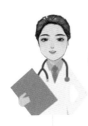

恢复工作的条件

- 曾经做过的手术类型。
- 住院时间。
- 工作性质。

许多人发现当他们重返工作岗位时，没有太多精力，而且可能很难集中精力。如果可能的话，前1~3周可回去工作几小时或半天。

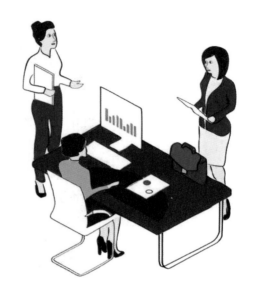

性活动

当有精力时，可以开始恢复性活动。在手术后的头几周，患者可能会觉得性行为不太舒服。最好不要在胸骨位置施加压力。如果在性行为时有胸痛，要停止。饭后或劳累的时候，避免性活动。如果有关于性活动的问题，要与医生沟通。

切口护理

保持切口清洁，在伤口结痂并自然脱落前，不要接触水。可以用肥皂和水淋浴或洗澡。如果洗盆浴，在进出浴缸时要小心，不要浸泡切口。不要把面霜和乳液涂在切口上。

切口正常愈合时会出现疼痛、发红、肿胀、瘙痒。患者可以看到从切口引流出一些清澈的或粉红色的液体，这些症状随着恢复逐渐减少。每天检查切口（包括引流管部位）有无感染的迹象。如果发热，并且切口部位有明显发红、肿胀、压痛或排混浊液体，立即与医生联系。

◉ 心脏手术后锻炼

心脏手术后近期的锻炼计划是逐步增加耐力和力量。

在医院心脏手术后的最初几天,心脏康复团队的成员可以帮助患者开始低强度、短时间的运动和活动范围的练习。这些练习可帮助提高患者的耐力和防止卧床休息的负面效应。

在家里恢复期的活动会受心率、感觉症状的影响。在活动过程中心跳快慢是衡量心脏工作强度的一个很好的方法。

虽然定期锻炼对大多数人心脏手术后是安全的,但每个人的耐受力不同,对运动的反应也不同。心脏康复团队会帮助患者制订运动目标,以满足患者的需求。

如果患者一直处于活动受限状态,一定要慢慢开始实施锻炼计划。逐渐增加运动量。随着逐渐增加运动量和强度,患者的身体会发生变化。大多数人可在8~12周内改善他们的健康状况。

在平地上适度步行或低强度固定式自行车运动是开始的运动选择。注意在运动前要充分热身,运动后要进行拉伸和整理放松活动。

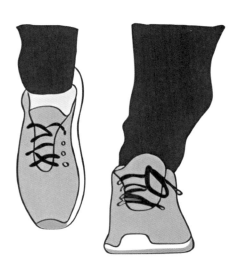

◉ 心脏康复计划

如果可行，患者应参加一个门诊心脏康复计划。有研究表明，参与心脏康复计划的人有一个更好的长期生存率。

患者可在心脏康复计划中得到帮助，更有助于恢复，包括危险因素的控制和医学监督下的锻炼。患者还可得到教育、辅导和支持。患者会了解正常的情绪反应，并建立良好的生活习惯，以帮助管理心脏病。

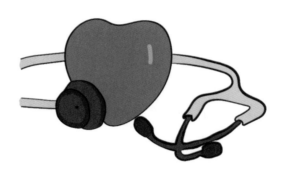

◉ 特别注意事项

当患者开始运动康复，请考虑这些重要的因素。

药物

处方药物是医生根据患者的病情状态所开出的，患者应了解处方药物的治疗目的，遵照医嘱，按时按量服用药物。

锻炼时间

当患者感觉良好时锻炼。例如，不要在平时累的时候运动。当病情稳定后再开始心脏康复计划。

就餐时间

饭后消化系统需要增加血液供应来消化食物。因此,饭后至少休息1小时再运动。

环境

如果天气很热、潮湿、寒冷或有风,不要在户外运动,可在室内进行锻炼。另外,空气质量差时,尽量在室内运动。

如果计划到海拔高于4000英尺(1219m)的高度,应找心脏康复团队进行咨询及评估。

服装

穿舒适的适合当前天气的服装。不要穿太多,避免运动过量出汗。穿合脚的舒适的运动鞋。

生病和中断运动时间

如果生病了,尤其是发热了,一定要休息。如果因为疾病或其他原因超过3天不运动,就要从一个较低的水平,持续时间较短、较低的强度重新启动运动程序,逐步恢复到以前的运动水平。

压力

定期适量的运动有助于减少慢性压力应激的影响,这有助于患者更好地应对日常的压力。远离压力通常是一个好办法。避免在非常紧张的情况下立即剧烈运动。在开始锻炼前要花30~60分钟平静下来。

爬楼梯

最初几次爬楼梯要特别小心。

◉ 上肢运动锻炼范围

心脏手术后为防止肩关节和周围组织变得僵硬,需要进行上肢锻炼。

手术后的第一个月,每天做两次练习。缓慢而平稳地做练习。可能会感觉到一种轻微的牵引感,但以不引起疼痛为宜。1个月后,与医生沟通继续这些练习。

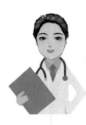

患者可以坐着做以下练习

- 用双手抱住对侧手肘。
- 向上缓慢将双侧同时抬高到水平位。
- 停止2~3秒,正常呼吸不要憋气。
- 缓慢放下,返回起始位置。
- 重复5次,要注意在累之前休息。

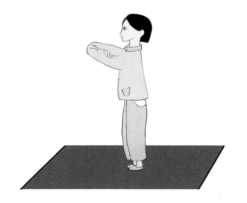
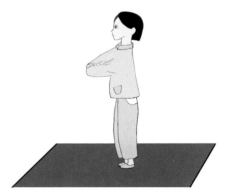

◉ 锻炼计划

规律锻炼是心脏健康生活方式的关键。

如果身体不活动已超过1或2周,锻炼要逐步开始。按照心脏康复团队的建议开始。此外,他们还会告知如何调整锻炼的时间、强度和频率。

锻炼计划应该包括3个组成部分:

◇ 热身。

◇ 有氧运动锻炼。

◇ 拉伸及整理放松。

热身

热身运动可以让身体准备好锻炼,并改善或保持关节和肌肉的柔韧性。热身逐渐增加潮气量、心排血量和泵到肌肉的血液量。

热身的主要部分包括柔和的伸展运动和低强度的运动,以大关节大肌群的活动为主,如缓慢的行走或简单的热身操运动。

热身可以让人逐渐放松进入锻炼状态。

有氧运动

有氧运动是指肌肉需要从肺和心血管系统获得一个稳定的氧气供应产生能量的运动。这些练习有助于改善心血管健康。

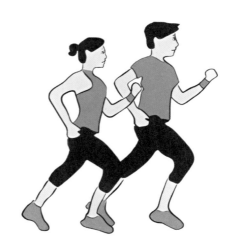

心脏手术后的头几周,推荐的有氧运动是步行和固定式自行车运动。当天气不适合户外运动时可在室内活动。

完全康复后,可以做其他有氧运动,这取决于患者的健身水平和整体健康。

◉ **运动频率**

每周锻炼 5~7 天对患者的益处最大。如果患有糖尿病,则每周锻炼 6~7 天。

◉ **运动持续时间**

见第四章有氧运动持续时间部分。

◉ **运动强度**

在心脏手术后的头几周,运动强度应从低强度开始。运动强度可以用心率或脉率作为一个指示。给运动设定一个目标心率范围。学会如何计算脉搏,一些药物可能会降低心率对运动和(或)体力活动的反应。

如果医生调整药物,要向其咨询这是否会改变心率。

自觉疲劳程度是可用来指导运动强度的另一个方法。

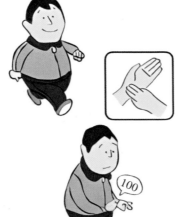

脉搏的测量方法

· 快步走或者运动开始后,10 分钟左右,马上测定15秒的脉搏数

· 测定位置如图所示,手腕内侧的拇指根部,三指按压测定

运动中的脉搏数推定(1分钟)=(15秒间的脉搏数)×4+10

◉ 拉伸及整理放松

锻炼计划的最后一部分是拉伸及整理放松。

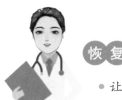

恢复期

- 让心率和血压逐渐恢复到运动前水平。
- 保持血液从腿部的汇集，预防突然停止活动所导致的不适症状。
- 伸展运动过的肌肉，可提高柔韧度和灵活性。

在拉伸前还应进行5分钟的低强度的有氧运动，如慢走或固定式低强度自行车运动。接下来，再进行伸展运动。

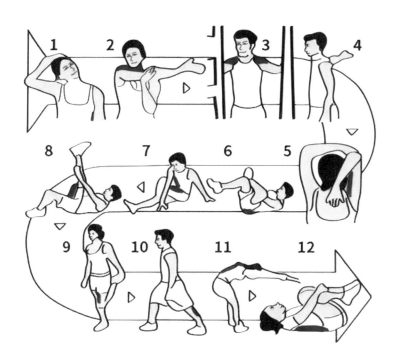

恢复期的肌肉拉伸可提高灵活性，因为肌肉从有氧运动中获得能量。此外，伸展运动有助于放松肌肉和防止肌肉僵硬和疼痛。

◉ 其他注意事项

以上这些都是心脏手术后的一般原则，因为每个人都有不同的耐受力和目标，要与医生沟通个人的锻炼计划。如果参加门诊心脏康复，可以学习其他类型的运动，如平衡练习。如果医生改变药物，一定要问其是否会影响日常锻炼。按照心脏康复团队的建议调整活动和运动。

可在心脏手术后6~8周内恢复大多数正常的活动。然而，心脏手术后至少3个月内不要做剧烈的活动，如滑雪、滑冰、打网球、打壁球或花园耕作，除非征得心脏康复团队的同意。

为了帮助继续锻炼计划，考虑写一个运动日志。每次运动都要记录步行或骑自行车的日期和总时间，也记录症状和感受。

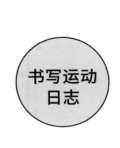

书写运动日志

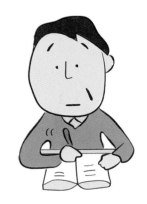

带着日志找心脏康复医生复诊。日志提供了重要的信息，可用来指导运动的进度。

第二节 2型糖尿病与心血管疾病

◉ 糖尿病

糖尿病是一种遗传因素和环境因素长期共同作用所导致的慢性代谢性疾病,以血浆葡萄糖水平增高为主要特点,因体内胰岛素分泌不足和(或)作用障碍引起的糖、脂肪、蛋白质代谢紊乱的一种疾病。糖尿病患者心血管疾病的发病率大大升高,而心血管并发症又是糖尿病致残、致死的主要原因。

◉ 运动对糖尿病的益处

糖尿病的发生和发展与诸多因素有关,机制十分复杂。大量的医学证据表明,不健康的生活方式,如多食少动,在糖尿病及其心血管并发症发病中占重要地位。因此,适当的运动锻炼是预防和治疗糖尿病及其心血管并发症的主要手段之一。

大量医学研究显示,有氧运动联合抗阻力训练是糖尿病患者运动方式的较佳选择。联合进行抗阻力-有氧运动可获得更大程度的代谢改善及血糖控制。在进行运动处方制订前仍需要完成有氧运动能力的相关评估来确保患者运动的安全和有效。

运动时间

每次应有运动前5~10分钟的准备活动及运动后至少5分钟的放松活动。运动过程中有效心率的保持时间建议达到10~30分钟。对于糖尿病合并心血管疾病的患者,建议采用运动强度较小、持续时间较长的运动。

运动方式

糖尿病患者的有氧运动项目以中低强度的节律性运动为好，可选择散步、慢跑、骑自行车、游泳，以及全身肌肉都参与活动的中等强度的有氧体操（如健身操、太极拳）等。

有研究报道，餐后90分钟和餐后60分钟或30分钟进行运动相比，具有更强的即时降糖作用。但不同运动方式对患者运动前后的血糖及血糖变化未见显著性差异，提示运动方式并不是糖尿病患者血糖控制的决定因素，不同的运动方式只要能量消耗相等，运动降低血糖的效果都是相同的。

运动强度

运动强度的大小直接影响糖尿病患者的锻炼效果。强度较低的运动能量代谢以消耗脂肪为主，而中等强度的运动则有明显降低血糖和尿糖的作用。对糖尿病患者来说，较高强度的运动存在一定的危险性，较低强度的运动对糖尿病合并心血管疾病患者较为适宜。

运动频率

研究发现，如果运动间歇超过3天，已经改善的胰岛素敏感性可能降低，运动效果及积累作用就会减少。

运动频率的选择上，一般以一周3~7天为宜，具体视运动量的大小而定。如果每次的运动量较大，可间隔一两天，但不要超过3天，如果每次运动量较小且患者身体允许，则每天坚持运动1次最为理想。

◉ 糖尿病患者运动时的注意事项

高血糖状态的患者可以从轻度有氧运动开始；对于1型糖尿病患者，如果血糖高于10mmol/L，建议在抗阻力训练前先进行有氧运动；对于血糖水平低（小于5mmol/L）的患者，运动前30分钟补充15~30g碳水化合物，并在每运动30分钟后补充25~30g；运动期间发生低血糖，可补充15~30g可快速升高血糖的碳水化合物（如葡萄糖、果汁等），一旦血糖水平升高大于5mmol/L，即可恢复运动。

最后需要注意的是，1型糖尿病和服用促胰岛素分泌剂的2型糖尿病患者，运动相关血糖异常风险较高。

血糖控制不稳定者不建议进行运动康复，包括：在过去1年内无明显原因出现4次及以上严重低血糖或高血糖合并酮症酸中毒，并需要急诊或住院治疗；血糖低于5mmol/L，补充营养性食物却在短时间内（30分钟内）血糖无逆转；血糖高于15mmol/L和酮体高于1.5mmol/L的1型糖尿病患者；酮体高于1.5mmol/L的2型糖尿病患者。因此在心脏康复时需要监测患者的血糖和酮体水平。

患者心语

　　非常感谢马主任及其团队。我总结：一是相信医生、相信科学；二是坚持并认真训练，我从训练开始，尤其后期感觉越来越好，从不抱希望到现在信心十足。由衷地感谢康复训练团队，我愿意与病友们一起加油，让自己的生活更有质量！

第三节　充血性心力衰竭

◉ 充血性心力衰竭

充血性心力衰竭是各种心脏病导致心室舒张和(或)收缩功能受损，心排血量下降，以循环淤血、周围组织血液灌注不足为临床表现的一组综合征，主要表现为呼吸困难、体力活动受限和水肿。按心力衰竭的发生部位，可分为左心衰竭、右心衰竭和全心衰竭。按心力衰竭发生的时间、速度，可分为慢性心力衰竭和急性心力衰竭。按射血分数情况可分为射血分数降低的心力衰竭(HFrEF)、射血分数保留的心力衰竭(HFpEF)和射血分数中间值的心力衰竭(HFmrEF)。

◉ 充血性心力衰竭患者能否运动？

充血性心力衰竭患者可以适当运动，充血性心力衰竭是各种基础心脏疾病的终末期阶段，此时患者多有活动后胸闷气短，所以活动量不宜太大。但如果总是不活动，也会引发一些其他疾病，如活动量太少，有可能会出现下肢静脉血栓，血栓脱落就会导致肺栓塞。另外，如果没有适当的活动，下肢总是下垂状态，则更容易加重下肢的充血、水肿。

小贴士

充血性心力衰竭时，如果不进行锻炼而导致肥胖，就会增加心脏的负担，导致心力衰竭的进一步加重。

◉ 充血性心力衰竭患者如何运动?

充血性心力衰竭患者往往格外谨慎,不敢运动,其实多数患者通过有规律的运动可明显改善心功能和生活质量,还能降低死亡风险。

心力衰竭患者无论是在急性期还是在稳定期进行运动都要量力而行、循序渐进。

在运动开始前,有条件的患者应当在医生指导下进行运动负荷试验,制定运动处方。根据判断身体对运动的反应,决定安全有效的运动水平。

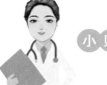

小贴士

心力衰竭患者安全而有效的目标心率的计算方法为:(负荷试验中的最大心率–静息心率)×0.6(或0.8)+静息心率。

◉ 运动处方

运动处方是心力衰竭患者运动的核心阶段,经典的运动程序包括以下3个阶段。

第一阶段

第一阶段为准备活动,多采用低水平的有氧运动,持续5~10分钟。

第二阶段

第二阶段为训练阶段,包括有氧运动、力量运动、柔韧性运动等多种运动形式。有氧运动包括行走、慢跑、骑自行车、游泳等,还有在器械上进行的行走、踏车、划船等。一定要量力而行,最好能由医生和康复治疗师一起来确定，根据完成情况逐渐增加，体力差者可以从每天5分钟的慢走开始，根据具体情况逐渐增加，每天合计步行30~60分钟，每周以5~7天为宜。坚持步行训练可改善心肺功能。

力量运动是有氧运动的有益补充，增强呼吸肌（膈肌和腹肌）的运动可减轻呼吸困难、改善生活质量、增强运动耐量。低重量阻力运动（如哑铃操、托举矿泉水瓶等）可增强四肢和躯干肌群的力量，减轻乏力症状。一般运动1~2组、每组重复12~15次即可使肌肉得到足够的锻炼。

托举的重量和次数可根据对运动的反应逐渐增加，以可耐受为准，即不因为运动引起不适。

第三阶段

第三阶段为放松运动，可根据病情轻重持续5~10分钟，病情越重，放松时间应该越长。

患者在家中可因地制宜地采取一些运动强度适宜且容易开展的运动形式，如太极拳、八段锦、健身操等。

◉ 充血性心力衰竭患者运动时的注意事项

◇ 需要观察对运动的反应，当患者出现心绞痛、气短加重、体重增加或下肢水肿等情况时，应停止运动，虽然病情恶化通常与运动无关，但在症状控制前患者应避免运动。

◇ 心力衰竭患者做力量运动时要注意呼吸方式，一定要"用力时呼气"，降低因屏气造成的胸膜腔内压增加。

◇ 心力衰竭患者步行运动和力量运动一定要注意安全，以适当为主，循序渐进，不要过度，应在医生的评估和指导下进行。

◇ 老年人的平衡能力较差，练习时要注意预防跌倒，不要突然大幅度变换姿势，以免血压波动。

第四节　急性心肌梗死后

◉ 心肌梗死

心肌梗死是指心肌发生缺血性坏死;在冠状动脉病变的基础上,发生冠状动脉血供急剧减少或中断,使得心肌严重而持久的缺血导致心肌坏死。

◉ 心脏康复对急性心肌梗死的效果及益处

现代心脏康复理念的起源来自急性心肌梗死的患者。①心脏康复改善预后,降低死亡率和不良事件发生率。一项持续5年对60万例冠心病患者随访发现,康复组5年死亡率较非康复组下降21%~34%。延缓动脉粥样硬化发展进程,减少经皮冠状动脉介入治疗(PCI)术后再狭窄,改善缺血心肌血供。②心脏康复可改善心功能:通过增强运动能力,增加心血管储备能力,从而改善心功能,心脏康复在患者增强心肌收缩力、抑制心肌纤维化及病理性重构方面具有重要的临床意义。③心脏康复可改善患者的精神心理状态,提高其生活质量。国际上许多急性心肌梗死治疗指南均将参与心脏康复作为ⅠA类治疗推荐。

◉ 心肌梗死后康复安全吗? 什么时候可以进入康复程序?

心肌梗死后康复是安全的。在规范的心脏康复中心,康复的不良事件发生率非常低,为1例/(8万~10万)小时训练。心肌梗死的康复时机越来越受到临床的重视,现代心脏综合康复模式应尽早启动,根据患者情况采取个体化方案。美国心脏病学会(ACC)和美国心脏协会(AHA)2011年指出,对无再发缺血性不适/心力衰竭症状及严重心律失常的急性心肌梗死患者,卧床小于24小时,入院后即应开始心脏康复治疗。心脏康复的开始不应受时间限制,患者一旦脱离危险期,血流动力学稳定且无其他严重并发症,应在监护下开始床边运动康复,从被动运动开始,逐步过渡到床边坐起、站立、行走。

◉ 急性心肌梗死后的心脏康复分期

在大量循证医学证据支持下，国际上倾向于3期心脏康复模式，即Ⅰ期（院内康复期）、Ⅱ期（院外早期康复或门诊康复期）和Ⅲ期（院外长期康复期）。

Ⅰ期

国内外普遍将急性心肌梗死Ⅰ期心脏康复方案分为3个阶段：监护室阶段、普通病房阶段和出院前阶段。我国目前实施的是2周康复方案，这一时期的管理目标如下：

◇ 进行优化药物治疗。

◇ 避免卧床的不利影响。

◇ 在临床监护与保障下进行床旁康复运动，改善生活自理能力及运动能力。

◇ 对精神心理状态进行评估，采取心理康复措施，减轻恐惧、焦虑等情绪的消极影响。

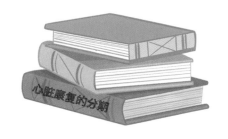

◇ 健康宣教，指导戒烟，对患者进行临床评估并制订合理的个性化Ⅱ期康复计划。

Ⅱ期

Ⅱ期是心脏康复的核心阶段，既是Ⅰ期康复的延续，同时又为Ⅲ期康复奠定了基础。符合心脏康复适应证危险分层高的患者，尽快采取Ⅱ期的心脏康复治疗证实是安全有效的，但需要在有资质医生的监护和指导下进行。心肌梗死患者复杂且个体化的心血管状态，为了安全并减少康复运动中心血管事件的发生，本阶段的康复计划应对患者进行综合评估和危险分层，制订个体化的运动方案。

　　心肺运动试验是一种诊察手段,相对无创,利用血流动力学及氧动力学监测仪,能精确、客观地评定患者的心肺功能,是急性心肌梗死患者PCI术后康复运动治疗时制订运动处方的重要依据。对PCI术后无并发症的患者,心肺运动试验一般在5~7天进行,未进行血运重建的无并发症患者的运动试验一般在10~14天进行。

　　根据心肺运动试验测定的无氧阈强度,制订运动处方时,将强度设定在无氧阈强度以下,患者以有氧运动方式进行,以此增加心排血量,从而改善心肺功能,以提高生存质量。

　　急性心肌梗死患者处于缺血、缺氧状态,在运动过程中增加负荷量可能诱发心血管不良事件。运动康复过程需根据心肺运动试验结果进行调整治疗,可精确控制运动负荷,严格控制运动强度,使氧供和氧耗处于一个平衡点,机体处于有氧运动状态,从而保持血流动力学的稳定,保证患者治疗的安全性。运动强度的设置应采取连续渐进性,并有一定强度持续时间的运动,根据具体情况实施超负荷的抗阻力训练,组织和器官承受较大的负荷量运动时,自身需进行生理性微调以适应该强度,这种微调是一种改良身体功能的表现。

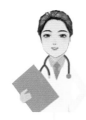

小　贴　士

　　相较于传统统一标准的康复治疗管理模式,采取个体化病例管理模式,即通过对患者进行临床评估与危险分层,以个性化管理方案进行治疗,既提高了安全性,同时也提高了患者的依从性,增加心脏康复利用率。

Ⅲ期

Ⅲ期康复的目标包括：控制药物治疗，使患者的精神和身体状态保持最佳，减少冠心病的危险因素，使患者养成良好的生活习惯。

◉ 心肌梗死后心脏康复如何做？

心脏康复落实到具体组成部分主要包括医学评估、社会心理评估、运动处方、心血管危险因素干预、患者教育、行为指导和临床结局评估。

有氧运动作为运动处方的核心内容，包括 3 种方式：低强度持续训练、中强度持续训练及高强度持续训练，指南推荐运动康复方案以中强度持续训练为主。

中西医结合心脏康复是符合我国国情的心脏康复模式，太极拳、八段锦、五禽戏、易筋经等形式多样且具有广泛群众基础的传统中医康复运动疗法与耐力、运动负荷训练相结合。

患者心语

谢谢马主任和科里的各位同仁把我们带上健康之路。谢谢恩师赵老师，每天给予我的耐心指导，使我能健步走在海河畔。

这是我 7 月 2 日在公园观荷的照片，这是多么健康阳光的老年人呀！哪像是得过重病，加了 4 个支架的人？病友们加油，在马主任团队的带领下获得健康、获得尊严！

患者心语

　　马主任、赵老师，以及康复中心的所有医护人员，你们好！离开康复中心1个多月了，通过在康复中心3个疗程的锻炼，我的心肺功能已达到正常，体能也提高了许多。以前我担心不在医院身体会怎样？现在我经历南方1个多月的高温考验，身体没有任何不适，心脏没有异常，速效救心丸一次也没有吃过。我安全度过高温期。愿我的事例能为病友们增加锻炼的信心。感谢康复中心为我们制定的康复运动方案！再次说声谢谢！

　　我72周岁了，虽然进入老年，却仍然有年轻人的心态。我刚来康复中心时病态一身，现在阳光灿烂。我就想告诉同病相怜的病友们，加油，科学锻炼，获得健康，你会像我一样！

　　非常想念康复中心，它就像我的另一个家一样。我在这里获得了健康，得到全体医护人员的关照，尤其是治疗师细致入微地指导动作至今难以忘怀。我已经回归正常的生活了，可以独自拉着行李箱出发了，这一切得益于康复锻炼！愿在康复中心的朋友们好好配合锻炼，尽量不要缺席，我做三期没缺一次课，所以取得好成绩。愿在这里的病友们都能获得健康，获得高质量的生活。

第五节　慢性冠脉综合征

◉ 慢性冠脉综合征

慢性冠脉综合征是一种动态变化的冠状动脉粥样硬化疾病过程,其临床类型包括:

　　◇ 疑似冠心病,伴稳定型心绞痛症状和(或)呼吸困难。

　　◇ 新发心力衰竭或左心室功能不全,可能为冠心病。

　　◇ 急性冠脉综合征或冠状动脉血运重建后小于1年,无症状或症状稳定。

　　◇ 初诊或血运重建1年以上。

　　◇ 怀疑血管痉挛或微血管病变导致的心绞痛。

　　◇ 筛查时发现的无症状冠心病患者。

不同类型慢性冠脉综合征患者通过维持健康的生活方式、药物治疗、血运重建等,可促进病情稳定或症状好转,减少急性冠状动脉事件的再次发生,控制远期心血管病风险,改善预后。

◉ 心绞痛及其类型

心绞痛是心脏的冠心病中的一种类型。因冠状动脉狭窄或闭塞,致使心肌急剧或暂时缺血、缺氧而发病。可大致分为稳定型心绞痛和不稳定型心绞痛。稳定型心绞痛通常由体力运动或情绪激动诱发,一般可预测,持续数分钟,休息或使用扩张冠状动脉的药物(如硝酸甘油),疼痛很快消失,一般不超过10分钟。发作的程度、频率、持续时间、性质、诱发因素等在数月内无明显变化。不稳定型心绞痛的出现难以预测,在休息时也会发生。较稳定型心绞痛疼痛程度更重,持续时间更长,可达数十分钟,休息或舌下含服硝酸甘油只能暂时甚至不能缓解症状,可发展为急性心肌梗死,需要紧急就医。

◉ 运动对心绞痛的益处

根据美国心脏病学会（ACC）2016年统计，稳定型心绞痛发病率约为心肌梗死的2倍，预计2030年将达到18%。其作为冠心病的常见类型，近年已有诸多研究证实了运动康复治疗对稳定型心绞痛患者的益处，并且美国心脏协会（AHA）、欧洲心脏病学会（ESC）均在心血管疾病二级预防指南及心脏康复指南中对稳定型心绞痛患者的运动治疗给予了ⅠB类推荐。此外，很多研究也表明，心脏运动康复可改善冠心病患者的心绞痛症状、心肌缺血及心肌灌注。

合理的运动可扩张冠状动脉，增加侧支循环，改善心肌功能，提高心肌对缺氧的耐力，增加心排血量，使全身重要器官的供血、供氧量增加，同时可降低血脂，加强血液中抗凝系统的活性，可起到降低心绞痛的发作概率、防止血栓的形成和心肌梗死等效果。

◉ 推荐的运动类型

以低强度有氧运动为主，包括步行、慢跑、骑自行车、爬山、游泳、打门球、打乒乓球和羽毛球等，有节律的舞蹈、中国传统的拳操等也是合适的运动处方，具体的运动种类可以参考自己的爱好、运动基础等情况进行选择。

步行

具体方法：步行两段1000m平路。用15分钟走1000m，休息3~5分钟，再走1000m。以后可逐渐增加步行速度和持续时间，每日1~2次，每周4~6次。

注意事项：步行时选择平坦道路，注意步态稳定，步幅均匀，呼吸自然，防止跌跤，中间可穿插快走，如体力不能耐受，可随时减慢速度。

锻炼功效：简便易行，一般选择在优美环境中进行，可以使人心情愉悦，而且对改善心肺功能、提升摄氧能力效果最好，其中快走比散步对心脏的锻炼价值更大。

慢跑

具体方法：每周 4~6 次，每次 1000~2000m，心率控制在 120 次/分以下（建议佩戴运动手环，可方便随时查看自己的心率变化）。以后可逐步增加跑步距离，但不应提高跑步速度。

注意事项：只有快走 2000~3000m 而无心绞痛发作的人才允许参加慢跑锻炼，适用于病情较轻、有运动基础者。

运动过程中要严格控制好心率，体力不能耐受时，可采取走跑交替的形式降低强度，运动时间建议在傍晚进行。

锻炼功效：比步行强度大，但要控制在一定的范围内，能更有效地提高心功能。

◉ 运动强度

运动是否适宜可以根据运动后脉率的恢复及主观感觉来判断。一般认为，跑步过程有轻度呼吸加快，但不影响说话，运动后无持续疲劳感觉，运动后 6~8 分钟心率能恢复到安静水平，表示运动量适合，若 8~10 分钟后心率仍不能恢复至安静水平，表示运动量过大。

患者心语

康复中心的全体成员，感谢你们为我量身定制的康复训练计划，并给我悉心的关怀和照顾。I can never thank you all enough（我永远对你们感激不尽）！

患者心语

　　康复中心的全体人员,我深深体会到康复医学科的温暖和爱,你们的同理心,你们无微不至的关爱,让我感到无比的温暖,给我带来了康复锻炼的信心和力量! 为你们点赞!

　　马主任和全体康复团队成员,谢谢你们组织了这次患教活动,为我们提供了有关心肺疾病的运动处方、饮食营养、用药指导等方面知识。患者的心得体会经验交流对大家都是一种鼓励。再次感谢马主任及康复团队,没有你们的努力付出就没有我们今天的成绩。也祝所有患者越来越健康,生活质量越来越高。

　　胸科医院康复中心是充满温度和爱的科室,感谢马主任和团队所有成员,是你们科学的康复治疗和不是亲人胜似亲人的关爱使患者得以恢复,回归正常生活。感谢你们的同理心和守护!

第六节 起搏器植入术后

◉ 起搏器植入的临床应用

人工心脏起搏是指用脉冲发生器发放人工脉冲电流刺激心脏，使心脏产生有效收缩的方法。目前应用的起搏器是可根据患者自身心电信号变化来决定是否发放脉冲、转换起搏方式或超速抑制起搏等的精密仪器，其具有储存信息、诊断、遥控监测等功能。

自1958年第一台人工心脏起搏器问世以来，随着医学及起搏工程技术的发展，起搏器在心血管疾病的治疗中发挥了越来越大的作用。

目前的起搏器不仅治疗心动过缓，而且还用于抗心动过速、治疗恶性心律失常、治疗和改善心力衰竭。起搏器可用于治疗症状性心动过缓（直接由于心率过于缓慢导致心排血量下降，重要脏器及阻滞尤其大脑供血不足而产生的一系列症状，包括窦房结功能低下、房室传导阻滞、分支传导阻滞）、心脏抑制型颈动脉窦综合征、慢性心力衰竭、梗阻性肥厚型心肌病等。

◉ 起搏器术后心脏康复的运动推荐

◇ 推荐运动疗法用于改善起搏器治疗患者、心脏再同步化治疗（CRT）的心力衰竭患者的运动耐量和生活质量。

◇ 对于心脏再同步化治疗的心力衰竭患者，以改善心功能为目的的运动疗法安全妥当。

◉ 起搏器植入术后患者的运动康复

起搏器植入术后可减轻患者临床症状,轻度增加运动能力,但大多数患者进行起搏器植入术后,可能因害怕疼痛,长时间制动术侧肢体,引起肩关节活动受限,严重者引起肢体功能障碍,对睡眠、机体和身心,以及运动耐力产生不利的影响。研究发现,心脏起搏器植入术后患者恐动症发生率达78%,且既往研究表明,心脏起搏器植入患者术后3个月后肩部相关问题或肩部功能受损的发生率高达60%。

心脏康复结合运动训练和心理教育干预改善了患者的运动能力、生活质量、总体协调能力和心理健康。因此,起搏器植入术后患者应在医生的指导下,尽早地进行以运动康复为主的心脏康复治疗。

早期运动康复的目的主要是预防术后并发症及卧床并发症,恢复患者的日常生活能力。在住院期间尽早开启Ⅰ期心脏康复。

运动前评估

运动前评估包括临床症状、心理状态、心血管、起搏器设备、起搏器植入部位、潜在并发症、肌肉关节功能等评估。

运动开始指征

◇　起搏器植入术麻醉苏醒后患者即可早期自由活动,且植入术后患者无需严格限制手前臂活动。

◇　对于凝血功能正常、营养状态良好的患者,可在妥善固定肩关节的基础上,实施术后3~6小时下床活动。

运动中的安全监督

运动康复时采取便携式心电监护,需评价起搏器频率的应答情况;在运动过程中监测患者的心率、血压、呼吸、血氧饱和度等生命体征情况;还要关注患者植入部位的伤口情况和出血情况。

终止运动指征

出现胸闷、胸痛、头晕等不适症状，脉搏增加≥20次、呼吸频率≥30次/分、SpO$_2$（血氧饱和度）<95%，或者出现起搏器异常等不良情况时应立即停止运动，告知临床医生处理。

运动处方

运动类型：呼吸肌训练、24小时被动肢体运动、48~72小时主动肢体运动、主要活动部位为四肢+核心肌群。

应循序渐进，从被动运动开始，逐步过渡到坐位、坐位脚悬吊在床边、床旁站立、床旁行走、病房内步行，以及上一层楼梯或固定踏车训练。

术后7天肩关节康复操

时间	内容
术后第1天	握拳运动：卧位，术侧手握握力环，握拳、松拳交替，以防止手部关节僵硬
术后第2天	外展运动：坐位，双手放于体侧，双目平视前方，外展术侧上肢，再缓慢放回，以此往复（外展角度小于90°）
术后第3天	前伸运动：坐位，双手放于体侧，双目平视前方，将术侧上肢尽量前伸，尽可能伸直
术后第4天	后伸运动：坐位，双手放于体侧，双目平视前方，将术侧上肢尽量后伸，尽可能伸直
术后第5天	耸肩运动：坐位，术侧肩尽可能用力上提，保持5~10秒，回到肩部起始位置，幅度逐渐加大 旋肩运动：坐位，以肩峰为轴，先顺时针旋转30次，停留5~10秒后，再逆时针旋转30次，以此往复
术后第6天	旋臂运动：坐位，双手放于体侧，术侧上肢外展，以肩为轴，顺时针方向旋转30次，停留5~10秒后，再逆时针旋转30次，以此往复
术后第7天	爬墙、绕头运动：立位，术侧上肢扶墙，手慢慢向上爬，再从同侧耳部逐渐绕到枕部横向对侧，全方位活动肩关节

运动强度

静息心率+20~30bpm，或者通过6分钟步行试验或心肺运动试验检测计算强度，推荐无临床症状且无发生运动性室性心律失常的患者，无论左心室射血分数如何，建议低中强度的运动。

运动频率和时间

根据患者的耐受程度调整运动频率和时间。

◉ 注意事项

◇ 起搏器植入术后1周内，患者保持肩关节外展不超过90°。出院后循序渐进开展每日1次的肩关节活动（包括肩关节的前伸、外展不超过90°，内收，内外旋转等）。

◇ 运动诱发心律失常并有症状的患者，应避免参与竞技性活动和中高强度的休闲运动或娱乐性活动。

◇ 起搏器植入术后1周患者可淋浴。

◇ 出院后1、3、6、12个月回来进行起搏器程控检测。

◇ 建议评估为中高危运动风险的患者在门诊进行2~4次的运动康复指导。

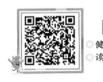

扫码获取
健康贴士　推荐图书
读者社群　视频讲解

第七节　外周血管疾病

◉ 外周动脉疾病

外周动脉泛指除心、脑动脉以外的血管，因此广义的外周动脉疾病（PAD）应包括除心、脑动脉以外的动脉疾病。本病下肢病变远多于上肢，因此通常外周动脉疾病特指下肢动脉的动脉硬化性闭塞症，主要症状为间歇性跛行和静息痛。

◉ 病因

外周动脉疾病是由于动脉粥样硬化，导致外周动脉狭窄或阻塞，血流受阻，从而出现缺血的症状和体征。通常血液很容易通过动脉流到身体的各个部位，但有时斑块会在动脉壁内积聚。斑块可导致动脉变窄或阻塞，这样就会限制血液的正常流动。当肌肉没有得到足够的血液时，就会出现间歇性跛行和静息痛等症状。

◉ 危险因素

高龄、吸烟、糖尿病、血脂异常、高血压、家族史、高半胱氨酸血症等。

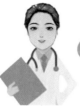

小贴士

　　间歇性跛行：主要表现为行走时下肢逐渐出现越来越明显的疼痛麻木、沉重感，以致患者不能继续正常行走。跛行反复，间歇出现。

　　静息痛：主要表现为肢体在静止状态下的疼痛。

◉ 外周动脉疾病患者可以运动吗？

文献表明，运动能间断增加血管的剪切应力，适度提高血流剪切应力，有助于保护血管内皮，延缓动脉粥样硬化的发生、发展。但目前能主动有效地提高在体血流剪切应力的方法不多，主要有3种形式：一是运动，二是增强型体外反搏，三是律动疗法。运动为首要治疗方法，能增加高密度脂蛋白的表达，使低密度脂蛋白下降，有利于斑块的逆转，加快血流速度。

下肢动脉粥样硬化及下肢动脉血管闭塞症患者通过运动康复，可以延缓动脉硬化的进展，改善最大的步行距离，提高生活质量和生活能力。下肢动脉血管闭塞症患者，运动治疗可以增加无痛步行距离和最大的步行距离。

◉ 外周动脉疾病患者的运动建议

一般推荐跑步机行走训练。

运动强度

运动强度为运动平板测试最大负荷的40%~60%，或在6分钟步行测试期间3~5分钟内导致跛行的运动负荷。

运动时间

每次训练为30~50分钟的间歇运动，即出现跛行时休息，症状缓解后继续行走，但总时长至少为30分钟。患者应至少进行12周医学监护下的训练。

运动频率

每周3次。

进展

每1~2周增加训练时间，达到50分钟。如果患者可以步行超过10分钟而没有出现跛行症状，可以适当增加运动强度，即通过改变运动平板的坡度或速度，将步行时间保持在5~10分钟内可引起患者跛行。

居家康复

12周医学监护下的运动康复完成后，根据运动处方每周应至少进行2次的居家康复。

◉ 外周动脉疾病患者运动过程中的注意事项

当患者在运动时心率、血压、血氧饱和度出现明显变化时，或出现明显的胸闷、气短、晕厥、胸痛、严重心律失常或心电图发生改变时，应停止或调整运动处方。下肢动脉血管闭塞症患者一定不要进行太强的运动。运动康复的前几次，在运动结束后30分钟内要严密观察患者心电图的变化及一般状态，防止不良事件的发生。

患者心语

　　谢谢老师分享了运动视频。咱们共同努力，在家坚持锻炼，一定更有收获！我更要感谢马主任给我们搭建这么好的平台，使我们每个人都享受到了健康！再一次感谢马主任团队，是你们的敬业精神、团结协作、热情耐心地对待每一位患者的态度，深深打动了我们。只有坚持锻炼、恢复健康才是对你们最大的回报！辛苦啦！

第八节　心脏冠状动脉搭桥术后

◉ 冠状动脉旁路移植术

冠状动脉旁路移植术（CABG）即心脏搭桥手术，是治疗冠心病最常见的外科血运重建手段。主要原理是使用自身血管（乳内动脉、桡动脉、大隐静脉等）在主动脉和病变的冠状动脉间建立旁路（"桥"），使主动脉内的血液跨过血管狭窄的部位直接灌注到狭窄远端，从而恢复心肌血供，因此被生动形容为在心脏上架起一座桥，进而达到缓解心绞痛症状的目的，改善心功能，是国际上公认的治疗冠心病最有效的方法。

◉ 常见手术方式

微创冠状动脉搭桥术

微创冠状动脉搭桥术从左侧胸部开一个小口，用左侧乳内动脉或腿部的静脉等操作的单支或者多支搭桥的相对较新的手术方式。

非体外循环冠状动脉搭桥术

非体外循环冠状动脉搭桥术是外科医生在跳动的、无体外循环支持的心脏上的手术。

体外循环冠状动脉搭桥术

体外循环冠状动脉搭桥术是传统的心脏搭桥手术，即常规体外循环下的手术，术野清晰，操作精确，吻合口通畅率高，是大多数外科医生常用的手术技术，尤其适用于血管条件较差、病变广泛弥漫的患者。

冠状动脉杂交手术

对合并有回旋支或右冠状动脉的局限性狭窄的患者,用微创方式完成乳内动脉与前降支的搭桥手术,再在右冠状动脉或回旋支进行支架置入。杂交手术可以实现多支血管病变的微创手术治疗,它结合了微创手术和支架各自的优势,在保证治疗效果的前提下,最大可能地减少创伤。

◉ 冠状动脉旁路移植术后的康复推荐

◇ 冠状动脉旁路移植术后,心血管疾病康复能有效改善患者的自主症状和运动耐量,有效校正冠状动脉的危险因素。

◇ 心脏外科开胸术后,尽早离床是安全妥当的;要特别注重吞咽障碍的发生;无正当理由的身体活动限制和由胸带引发的胸廓活动受限将妨碍运动耐量的恢复,提高并发症的发生概率。对于无运动疗法禁忌限制的患者,心脏外科开胸术后,运动疗法对于改善患者的运动耐量、提高生活质量水平、减少心血管事件有一定的作用。

◇ 心脏外科开胸术后,为预防呼吸系统并发症,可考虑使用肺活量呼吸训练器。

◉ 冠状动脉旁路移植术后的康复阶段

术前预康复

大多数搭桥手术都采用正中开胸术式,术后发生肺部并发症的风险增加,因此对于择期手术的患者,术前的预康复计划极为重要。

术后院内康复

国际上的搭桥术后指南均建议术后患者尽早开始心脏康复。康复从评估开始,若评估患者病情稳定,就可以开始呼吸训练、早期活动了。

术后门诊Ⅱ期康复

门诊Ⅱ期康复一般在患者术后1个月开始。在无运动疗法禁忌的情况下对患者进行心肺运动试验，来确定患者有氧运动的强度。

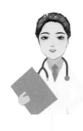

哪些患者不能参加康复

- 收缩压≥160mmHg 或≤80mmHg，心率≥120 次/分。
- Ricmond 躁动镇静评分（RASS）≥2 或≤3。
- 处于不稳定的循环状态，主动脉内球囊反搏使用中（IABP）。
- 患者主诉不稳定型或进行性心绞痛。
- 活动性心包炎或心肌炎。
- 严重房性或室性心律失常、Ⅱ度或Ⅲ度房室传导阻滞。
- 近期发生体循环或肺循环栓塞、血栓性静脉炎/深静脉血栓。
- 急性全身疾病，有活动性出血的情况/风险（INR）。
- 发热高于38℃。
- 肝肾功能不全、贫血、电解质紊乱。

◉ 冠状动脉旁路移植术后的康复

冠状动脉旁路移植术后的 I 期康复是对冠状动脉旁路移植术后患者在住院期间开展的早期康复,尽早进行干预可改善患者术后的血流动力学,增加左心室射血功能,提高身体功能及运动储备,减少术后并发症和住院时间,降低全因死亡率,提高患者的生活质量。

重症监护室(ICU)的康复

对于冠状动脉旁路移植术后转回重症监护室的患者,每日对患者的心肺功能、血压、中心动脉压、氧分压、呼吸状况、神经系统情况、体温、疼痛、睡眠、心理、营养、谵妄进行评估。重症监护室期间的康复主要内容是肺康复和早期床上活动。

肺康复

◇ 冠状动脉旁路移植术后患者可能合并肺功能减低,肺康复可缓解该部分患者的呼吸困难,减少机械通气时间和肺部并发症,提高运动能力,改善生活质量。

◇ 对于有气道分泌物的患者,可通过主动呼吸循环技术及正确的咳痰训练,将支气管树内的分泌物向近端移动,促进肺内分泌物的有效排出,优化气道功能。

◇ 对于呼吸肌力量不足、肺不张的患者,可通过吸气肌训练、腹式呼吸、深呼吸训练,增加最大吸气压力,加强膈肌及腹部力量,改善术后肺活量,增加潮气量。

早期床上活动

◇ 早期床上活动可以从增加患者的床头角度开始,使患者逐步开始半坐位、坐位、独立坐位、床旁坐位。根据患者的循环、呼吸、意识等情况综合评估,从被动活动到主动活动,循序渐进。

◇ 肢体活动从5~10分钟开始,逐步增加。在床上活动过程中,活动强度依据心率、血压、血氧饱和度、呼吸频率和Borg评分而定(Borg评分12~13分为佳)。

普通病房的康复

患者术后转回普通病房,在继续进行肺康复的同时,逐渐增加早期活动的强度,帮助患者更好地恢复功能。

肢体活动

冠状动脉旁路移植术急性期后,在患者循环稳定及排除禁忌证后,即可开展早期肢体活动。从术后第1天开始,在医护人员的监护下,在床上进行肢体被动或主动活动。之后每天逐步从床上肢体主动活动,过渡至床旁活动、病房内步行、上下楼训练,控制运动当量在2~4代谢当量(MET)。

有氧运动

在患者的耐受范围内,按步骤增加至低中强度的有氧运动,可选择床旁踏车训练或下地步行。进行间歇或持续的有氧运动。逐渐增加运动时间,从5分钟进阶至10~20分钟。在运动过程中,密切监测患者的症状、体征、心电图等。控制患者的疲劳指数(RPE)在11~13分,控制运动中的最大心率不超过静息心率+20次/分。

肩关节活动

冠状动脉旁路移植术后患者,从术后第1天开始,每天2次,在未引起不适的情况下,进行适当的肩关节活动,直至患者出院。

患者出院前应再次评估抑郁、焦虑、睡眠、疼痛、生命质量、全身肌力及心肺耐力(如6分钟步行试验),出院宣教包括对患者药物、营养、戒烟、心理及运动的全面指导,根据患者的心肺运动水平,制订出院后短期内的个体化康复方案,向患者阐明术后运动对促进心脏血管侧支循环形成、改善术后远期预后的影响,推荐患者参与Ⅱ期门诊康复,进行安全监护下的康复运动。

术后1周开始有氧运动,不仅安全,而且不增加感染的恶化和死亡率,相反还可以有效提高冠状动脉旁路移植术后的生存率。Ⅱ期的运动疗法主要包括有氧运动和抗阻力训练两方面。

有氧运动要进行心电图运动负荷试验来确定运动的强度,多以AT值来

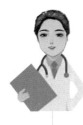

以下状况可以开始运动

- 无发热，炎症反应改善。
- 无过多的心包积液和胸腔积液。
- 无心房扑动和心房颤动。
- 虽然贫血，但是血红蛋白为80g/L以上。

定量，AT值为最大运动耐量50%~65%的运动强度，Borg评分为11~13分。多采取坐式踏车等运动形式，通常持续30分钟，每周2~3次，这个时期的运动疗法必须在医生的严密监视下进行。

抗阻力训练也是冠状动脉旁路移植术术后患者心脏康复综合运动训练计划中的一部分。美国心脏协会关于动脉粥样硬化性疾病的二级预防指南中明确指出，每周应有2次的抗阻力训练。抗阻力训练可减少脂肪、增加肌力、增加基础代谢，还有利于增加骨量、改善胰岛素抵抗、改善脂质代谢、提高峰值摄氧量（VO$_2$peak）和每搏输出量及心排血量。

心脏外科开胸术后的抗阻力训练，更倾向于推荐进行8~10种动作有节奏的等速运动。进行抗阻力训练之前，必须完成基础的肌肉力量检查，并确认没有以下情况的存在：充血性心力衰竭、未控制的心律失常、严重的瓣膜疾病、未控制的高血压、不稳定的症状。术后5~8周内，上肢提举抗阻水平限定在2.27~3.63kg内，术后3个月内要避免上肢负荷过重的中至大重量的抗阻力训练。

◉ 须中止运动的体征

◇ 胸痛、呼吸困难、疲劳感强（Borg评分大于13分）、眩晕、下肢痛等。

◇ 发绀、面色苍白、苦闷表情、冷汗等体征。

◇ 呼吸急促（呼吸调整后仍大于30次/分），出现喘鸣等呼吸音。

◇ 引起心律失常或心房颤动等节律改变，出现心电图的缺血性变化。

◇ 出现血压过度变化（上升大于40mmHg，下降大于20mmHg）。

◇ 心率增加大于30次/分。

◇ 血氧饱和度低于90%。

患者心语

　　我搭桥手术半年时间了，经过半年复查，身体各项指标已经恢复正常，心脏彩超分数也从45分恢复到了50分，属于基本正常状态。以后我要继续努力，加强锻炼，争取恢复得更好。感谢半年来马主任及康复中心所有医护人员的辛苦付出！

扫码获取

健康贴士　推荐图书
读者社群　视频讲解

患者心语

　　自从做完心脏搭桥手术，我感觉自己的体质大不如从前，经常乏力疲惫。这些症状也影响到了我的工作和生活。"我以后还能继续工作吗？""什么时候才能回去工作？"这两个问题一直困惑着我。抱着我还年轻要把身体养好的想法，我来到了康复医学科进行康复治疗。来了之后才发现，康复是一门专业的学科，并不是大家想象的散散步、活动活动就是锻炼了，它包括药物处方、运动处方、心理处方、营养处方。由于我体重偏高，BMI为29.7，高脂血症，血糖也控制不佳，我一来到康复医学科，马主任就给我调整用药，并给予营养处方，让我控制血糖及减重，给了我全面的指导与讲解。康复之前需要先进行心肺运动试验，并根据试验结果确定运动强度，我的问题也得到了解答，什么时候能回去工作还要结合我的运动能力综合来看。Ⅱ期康复时，从热身、运动到拉伸全程都有赵老师的悉心指导，全程携带的心电监护和医生让我没有了后顾之忧。在康复时，我还遇到了一群一起奋斗的"战友"，我们互相交流经验，一起加油打气，让我更加有信心坚持下去。

　　历经了2个多阶段的康复后，从第一次评估的50W 2MET的运动能力到现在的61W 2.5MET，从只能做1-1强度1、2每分钟40转的踏车训练到后来的有氧3、有氧4、有氧5，我的体力得到明显提升。

　　赵老师所教的太极拳与心脏康复平衡操也让我受益匪浅，在家每天都要练上两遍才感觉完成了任务。感谢马主任及康复医学科的全体工作人员对我的帮助！